嘆く白内障患者たち

山口大輔
YAMAGUCHI DAISUKE

幻冬舎MC

はじめに

「新聞の文字にピントが合わなくなった」
「車の運転時に遠方が見えにくくなった」
「左右の見え方が違ってぼやけるようになった」

私のクリニックには、白内障手術を受けたというのに手術前よりも見えにくくなったという人が駆け込んできます。

3年ほど前には月1件あるかどうかだった他院での術後の不具合相談が、現在では多いときには週2、3件という頻度で発生しており、再手術を希望する人も増加傾向にあります。

なぜこのようなことが起きているのか、とても残念なことですが、医師主導の一方的な治療や医師と患者のコミュニケーション不足、双方の思い違いが招いた結果なのです。

そもそも白内障手術とは、老化によって濁ってしまった水晶体を除去して眼内レンズを挿入する治療です。

眼内レンズは多種多様ですが、若い頃の水晶体のようにすべてのものにピントを合わせられるものは存在しません。そのため眼内レンズ選びではまず術後の見え方について考える必要があり、裸眼でどの距離にピントを合わせたいか、眼鏡をかけずに何を見たいかが重要なポイントとなってきます。

例えば、日常的に車の運転をするので眼鏡をかけずに遠くを見えるようにしたい、裸眼でテレビが見たい、読書を楽しみたいから近くをよく見えるようにしたいなど、それぞれの生活スタイルに合わせてどんな距離をよく見えるようにしたいかを明確にする必要があり、その見え方に最適な眼内レンズを医師に選んでもらわなければ、術後の見えにくさにつながってしまうのです。

しかし、多くの眼科医院では、取り扱いのレンズには限りがあり、本来であればより望ましい種類のレンズがあっても、それが使われないケースや高額な多焦点レンズが勧められる傾向もあり、患者の利益よりも医院の都合が優先されるような現状も垣間見えます。そして正しい眼内レンズ選びがされずに術後の見え方に不具合が生じているようなこともあります。

患者の〝見えるようになりたい〟という切実な願いとは裏腹に、患者にとって最適とはいえない白内障手術が行われている現実があります。

この事態は改善されるべきなのですが、白内障手術や眼内レンズの選び方にはこうしなければいけないというガイドラインや技術的な基準がある訳ではなく、医師個人の考え方や技量の差が出やすいのが白内障の治療なのです。

私は現在、年間約1000件、眼科医になってからの14年間で累計1万件を超える白内障手術を手掛けてきました。

さらに他院での術後の眼のトラブルを抱えた患者にもリカバリー手術を行い、〝よく見える〟生活を患者に取り戻してきました。

その経験からいえるのは、白内障手術で〝よく見える〟眼を手に入れるためには、患者も白内障や手術の知識をもち、担当医とよく話をして一緒に考えて手術を受けることが重要であり、その担当医師に手術、つまりは自分の眼を任せられるかを見極めることも必要ということです。

本書では、白内障手術の現状を明らかにするとともに、正しい眼内レンズの選び方と医師の見極め方についても解説します。

白内障手術で嘆く人が減り、一人でも多くの人がよく見える生活を手に入れることができれば、著者としてこのうえない喜びです。

嘆く白内障患者たち　目次

［第3章］60歳を過ぎればほとんどの人が発症する 身近な病気、白内障の原因とメカニズム

［第1章］

「手術したのに見えにくい……」嘆く白内障治療患者たち

「10分で見えるように」ポピュラーな手術の評価に異変!?

かすむ、ぼやける、なんだか薄暗い……眼の悩みは歳を重ねるごとに増えてきます。その主たる原因の一つが白内障です。

白内障は加齢変化の一つであり、高齢になると誰にでも多かれ少なかれ起こります。世界のなかでも急速に高齢化が進んでいるとされる日本では、白内障患者の眼科疾患全体における割合は約23％、およそ4分の1にのぼるとされており（厚生労働省「令和2年　患者調査」）、今後もしばらくは患者増が予測されます。

その白内障を治療する方法が、水晶体再建術という手術です。一般的には白内障手術の名称で知られており、１９８０年代に現在の術式が確立されて以来、世界で広く行われています。局所麻酔をして10分程度で終わり、眼帯がとれれば自分の視界に驚く人も多く、少ない負担で根治できる治療として知られています。

私は自分の経営するクリニックで年間８５０件、他院も含めると1年で１０００件以上の白内障手術を行っています。週2日、午後を手術日に当てており、１日の手術内容としては、白内障手術が10件程度、その他、眼瞼下垂や硝子体手術などを1～2件ずつ行っています。施設ごとの規模の違いがあるので一概には言えませんが、どこも似たような状況かと思います。つまり、眼科で手術といえば白内障がとびぬけて多いということです。今や日本の多くの眼科医院で行われているポピュラーな手術であり、高齢化社会の進行による高齢者人口の増加と軽度の白内障でも手術を行う傾向も相まって実施数はますます増加することが予想されます。

ところが手術を受けたのによく見えない、期待していたのと違ったというような、ひと昔前にはあまり耳に入ってこなかった不満の声が、近年目立ってくるようになってきました。私は開院当時からホームページ上に日々の手術症例を紹介するブログを開設しており、メールで質問対応もしているのですが、そこにも他院で手術を受けたが見え方の不具合があり困っているとの内容が寄せられるようになり、年々増えているのです。

これは私が実際に受けた相談の一例です（個人情報に配慮し内容を一部変更しています）。

〈焦点が合う距離の認識が、患者と医師でずれてしまったケース〉

単焦点眼内レンズによる白内障手術を受けることにしたAさんは、家のなかにいることが多いため遠くよりも近くに焦点が合うように、と医師に希望を伝えました。

ところが手術が終わってみると、どうもしっくりきません。Aさんは部屋の隅にあるテレビや壁のカレンダーが、近寄ったりしなくても見られるようになるなど、部屋を不自由なく見渡せるようになればいいと思っていたのですが、実際にはもっと近くにピントが合っているようで、手元の本やスマホはよく見えるものの、少し離れたところはぼやけてしまいました。

どうしてこのようなことが起こるのでしょう。

単焦点眼内レンズとはピントの合う距離が一つのみの眼内レンズで、一般的には「近く」または「遠く」の選択になります。そして、この場合の近くは30～50㎝程度、遠くは2m程度より先を意味するのが、眼科領域では一般的です。

しかし、それが必ずしも生活者である患者の距離感と合っているとは限りません。窓からはるかかなたの景色を眺めるならそれは誰でも「遠く」だと思うでしょうが、部屋の隅に設置されているテレビと自分との距離は、同じ部屋内なのだからそれは「近く」であると考える人も多いと思います。しかし、個人の住宅事情やテレビ画面の大きさにもよりますがテレビを見るのに2m程度は離れているのが普通なので、それは眼内レンズとしては「遠く」に焦点が合うものが選ばれるのです。

ここでは、Aさん、医師ともに何をはっきり見たいかの具体的な話し合いが行われないいま、「近く」というキーワードだけで眼内レンズが選ばれてしまったのが問題といえます。

Aさんの場合は、多焦点眼内レンズへ入れ換えたことで解決したのですが、思っていたのと見え方が違うというのは、ピントの合う数が多く単焦点レンズよりは高性能とされる多焦点眼内レンズでも起こり得ます。

〈視力は出ているにもかかわらず、はっきり見えない〉

　営業の仕事に就いているＢさんは、車で外回りをする一方、オフィスに帰ると書類の作成などでパソコンもよく使うので、白内障手術をすることになった際「レンズは多焦点に」と決めていました。先に多焦点眼内レンズを入れた知人から「遠くも近くもよく見えるようになった」との話を聞いていたのと、ネットでも多焦点眼内レンズの良い評判をよく目にしていたからです。

　ところが実際に手術を受けたところ、期待していたほど見えるようになった気がしません。なんとなくかすむようにも思います。不思議なのは、視力検査を受けると両眼とも１・２出ていて術前より格段に良くなっているのに、目覚ましく見えるようになった感じがしないことです。高価なレンズを入れたのに、とＢさんはがっかりしてしまいました。

多焦点レンズは遠くも近くもよく見えるよう設計されたレンズなので、仕事やあるいはスポーツをする、旅行が好きなどアクティブな生活を送る人に多く選ばれる傾向があります。もちろんそうでない人でも生活上できるだけ不便なく、眼鏡をかけずに近くも遠くも見たい希望があれば多焦点眼内レンズが候補に挙がります。

しかし多焦点眼内レンズには光のにじみやぎらつきが出ることがあったり、くっきり見える度合い（コントラスト感度）が落ちたりするというデメリットもあります。この感じ方には個人差があり、まったく気にならない人もいる一方で、それらが生活に支障をきたすほど強く感じてしまう人もなかにはいます。Bさんが自覚した「かすみ」もコントラスト感度が落ちるという多焦点眼内レンズの特徴によるものです。

このケースでは、入れる予定のレンズのメリット、デメリットが患者と医師との間でうまく共有されていなかったことが問題と思われます。医師は説明したのかもしれませんがうまく伝わっていなかったのか、説明そのものが不十分だったのか詳しい状況は分かりませんが、もしレンズを選ぶ際にメリット、デメリットとも十分な情報が得られていれば、ここまで失望することはなかったかもしれません。この患者のケースでは、「眼鏡を使うことになっても、よりすっきりした見え方にしたい」という希望から、単焦点レンズへ入れ換えることで症状の改善を得ることができました。

また、知人の体験やネットでの口コミも参考になることはあるものの、必ずしも自分に当てはまるとは限らないのでうのみにしないことも肝要です。

白内障以外になんらかの眼の病気があったり体の持病を抱えていたりする人のなかには、白内障手術を希望していても難色を示されてしまうこともあります。この場合も、手術してくれるところがなかなか見つからず、何軒も医療機関を訪ね歩くことになり、適切な白内障手術が受けられない、いわゆる〝白内障治療難民〟になってしまいます。

例えばこのようなケースです。

〈手術をしても効果は薄い、と言われ……〉

Cさんは白内障手術を希望し近くの医院を受診したところ、検査でやや進んだ緑内障のあることが分かりました。白内障手術をすると緑内障を悪化させる恐れがあるのと、緑内障があるから白内障手術をしても見え方はあまり良くならないだろう、と言われてしまったそうです。諦めきれず別の眼科医も受診しましたが同じような返答でした。なお、緑内障は進行を遅らせることは可能でも根治療法はない病気です。

白内障を治療すれば少しは見えるようになるかと期待していたのに諦めるしかないのか、と私のクリニックを訪ねてこられるまではがっくりしていたそうです。


Cさんの視力低下の最大の原因は緑内障であったとしても、白内障の影響もあると考えられます。白内障手術をする意義がないとは言いきれません。白内障の分だけでも視力が改善する可能性もあるからです。一方、眼の手術で負担がかかることは緑内障にとってよくないことも確かですので、医師は見えやすくなるメリットと眼にかかる負担によるデメリットを考慮して手術すべきかどうかを判断します。ただし、この判断は医師の考え方や経験、技術によってばらつきがあるのが現状です。

私はいずれ白内障を手術する必要があるならば、症状の軽いうちのほうが結果的に眼に対する負担は小さくて済むので、先延ばしにしないほうがよいと考えています。また、大幅な視力の改善は難しくとも、少しでも見え方が改善することを患者が希望するのであれば、手術は積極的に行うべきと思っています。このCさんも手術を受け、視力は１・０までの回復はなかったものの、思ったより見えるようになったと喜んでもらえました。

見えにくい眼のまま、混迷をきわめる白内障治療難民

ここに挙げたのはほんの一例ですが、私がこれまでに受けた白内障手術に関する相談で多いのは次の３つに大別されます。

1. 適切な眼内レンズはどんなレンズか？
2. 白内障手術を受けたが見え方に不具合や不満がある
3. そもそも白内障の手術を断られてしまう

白内障手術は手術翌日から視力が改善することが多いですが、必ずしもそうとは限ら

ず、一時的に見えにくい状態は誰にでも起こり得ます。例えば、白内障が強いと角膜に皺が寄ってしまったり、眼の中の炎症が強く出たりすることもあります。手術のときに使う薬剤が眼の中に残ると眼圧が上がり、角膜が浮腫んでしまうこともあります。このようなケースでは一時的に見え方がよくありませんが、適切な対応を行えば、炎症の鎮静化や眼圧の正常化に伴い視力は徐々に改善します。

また、白内障手術後の見え方には慣れも必要です。手術する前とあとでピントの位置が変わったり、いくつか焦点のある多焦点レンズの入ったりした眼では、その見え方に慣れるまでに時間を要する人もいます。

このように術後の状態が落ちつき、見え方にも慣れる時間を費やしても、見えにくさや強い違和感が残るケースのなかには入れた眼内レンズが合わないことが原因ということもあります。その場合には、一度入れた眼内レンズを取り出して新たなレンズを入れる〝眼内レンズ交換〟が有効になりますが、この治療を行ってくれる医療機関は非常に少ないという現状があります。

さらに、その前の手術を受けるための医療機関を探す時点で、他の眼の疾患があり白内障の手術で改善の見込みが少ない場合や、その病気による手術のリスクや認知症などの眼以外の問題で手術を拒まれてしまうこともあります。

治療が手詰まりになり、受診先を探してさまよう人を指し、俗に〝○○難民〟と表現されることがしばしばありますが、まさに白内障手術においても、今後、悩める〝白内障治療難民〟が増える恐れがあることを私は懸念しています。

［第2章］

なぜ患者にとって適切な白内障治療が行われないのか

不満の大きな原因は「レンズが合っていない」こと

白内障手術で思ったとおりの見え方にならない原因として、一部にはその患者に別の眼の病気があり、白内障手術をしてもその病気のために見え方があまり改善しないということもありますが、ほとんどの場合は手術によって入れた眼内レンズが合っておらず、患者が予想していた見え方ではないことによるものです。

合っていないと一口にいっても、患者が見たい距離に度数が合っていなかったり、度数は合っていてもレンズの特性により、光のにじみやぎらつきなどが強く感じられてしまったりなど、内容はさまざまです。

眼内レンズの選び方には、〝こうしなければいけない〟というガイドラインのようなものはなく、医師の裁量によるところが大きいといえます。患者にあった眼内レンズを選べるかは、正確な検査によるレンズ度数計算に加え、医師がどれだけ何種類もある眼内レンズのそれぞれの特性を把握しているか、そして、いかにレンズの種類や度数を的確に選択することができるかにかかっており、経験やセンスが問われます。

しかし、眼内レンズは眼鏡やコンタクトレンズとは違い、事前に試すことができません。手術をしてみないと実際の見え方が分からないということです。将来的にはもしかするとシミュレーションできる器械が開発されるかもしれませんが、今のところは、患者に眼鏡を使ってもよいか、どの距離を裸眼で見たいかという希望を聞き、年齢やもともとの近視の値などを踏まえて、〝最適と思われる〟レンズを選んでおり、事前に「このレンズならこのような見え方になります」と実際に確認してもらう方法はないのです。つまり、術後の見え方を予想してレンズを選ぶことになるのです。ここに眼内レンズ選びの難しさがあります。

加えて、眼内レンズはここ10年ほどの間にも、技術の発達を背景に次から次へと新製品が登場しています。1枚のレンズで遠くも近くも、さまざまな距離にピントが合うレンズや、乱視も矯正してくれるレンズなど、一言でいえば多機能になってきているのが最近の傾向です。

一見、レンズの種類が多くなったということは、患者のニーズにきめ細やかに合ったものが選びやすくなったと思われるかもしれません。しかし一人ひとりにぴったり合った一枚を選び出すことは、候補が多くなればなるほどかえって難しくなっているのが実状です。

ライフスタイルの多様化も背景に

レンズ選びが難しくなっている背景には、現代日本における高齢者のライフスタイルが変化していることもあると考えられます。

アクティブシニアという言葉がすっかり市民権を得ていることからも分かるように、高齢者のライフスタイルはひと昔前と比べかなり変化しており、頻繁に旅行したり、スポーツを楽しんだりと、行動範囲の広い人が増えています。

遠くも近くもなるべく眼鏡をかけずに見たい、乱視はなくしたい、近くも手元だけでなくパソコンも見たいなどニーズが多くなっているのです。

昔はレンズの選択肢が少なかったゆえ、眼鏡を使って見えればよいというところが治療の目標となっていましたし、それで患者も喜んでいました。しかし今はそれだけでは患者に満足していただけない時代になっています。一人ひとりどんな見え方を目指しているのかが違うので、きめ細やかな個別対応が求められるのです。

そのため、白内障手術を行う眼科医は、日々、レンズに関する勉強をし、経験を積みながら患者に合ったレンズを選べるように努めていますが、眼内レンズ選びには医師により知識や経験、考え方の違いもあり、差が出やすい部分といえます。実際の術後の見え方の事前確認ができない以上、患者の希望を聞き、最適なレンズを選ぶことができるかは医師の力量によるところが大きいのです。しかし、予想で選ぶ以上は選んだレンズが、必ずしも患者の希望していた見え方を実現できるとは限らないのです。

さらに、眼内レンズ市場には複数のメーカーが参入しており、いくつもの種類がありますが、どの眼内レンズを取り扱うかも医療機関や医師の判断に委ねられています。A医院では扱っている眼内レンズがB医院には置いていないということもよくあります。こうした事情は、患者側のレンズ選択に影響を与える場合もあります。

見たい距離が見えにくい

白内障手術の難しさは、「視力の改善＝患者の満足」とは必ずしもいえないところにあります。

例えば、術前の矯正視力が0・1だった人が術後に矯正視力1・2に改善すれば、「手術は大成功」のように思えますが、それでも本人は「見えにくい」と感じることもあります。

視力検査は〝ランドルト環〟といって、1カ所切れ目の入った円の視標を見ながら、どこに切れ目が入っているかを答える方法が一般的です。ところが、この視力検査で1・2という結果が出たとしても、かすんで見えにくいと感じることや普段の生活で不自由と訴える人も少なくありません。この原因の一つは、多焦点レンズでコントラストが下がることで視力自体は良好でもくっきり見える度合いが下がってしまい、なんとなく見えにくいと感じることもあります。視力検査はあくまで輪の切れ目が判別できるかどうかの評価ですので、視力が良いからよく見えているとは限らないのです。また、レンズを使っての見え方である矯正視力は改善していても、裸眼での見え方を重視すれば、その裸眼でのピントの位置が適切でなければ、当然、見えにくさや不便さを感じることになってしまいます。

裸眼でのピントの位置の問題については、レンズ選びの際に医師と患者とで、「どの距離を見たいか」の〝距離〟の認識がずれてしまうことも原因になり得ます。

第1章のAさんのケースを思い出してください。Aさんは部屋が見渡せる距離を想定して「近くを見たい」と表現しましたが、医師にとっての近くとは、手元がよく見える30㎝程度であったという行き違いがトラブルの原因となってしまいました。

患者にすれば、「近くを見たい」で十分伝わったと思っていたかもしれませんが、具体的に何が見たいのか、どの距離が見えると便利なのかを伝えることはより適切なレンズ選びにつながります。また、医師側も「ピントは30㎝くらいになりますが大丈夫ですか？」と確認すべきであったと思います。いずれにせよ、患者と医師とでコミュニケーションを密にとることが大切です。

多焦点レンズ＝優れたレンズとは限らない

本書をお読みくださっている人のなかには、ピントの位置が1つの〝単焦点眼内レンズ〟とピントが複数ある〝多焦点眼内レンズ〟があることを知っている方も多いのではと思います。焦点が1つの単焦点レンズの場合、ピントが合わない距離を見るときには眼鏡が必要になることが多いのですが、多焦点レンズは遠くも近くも裸眼で見える構造になっていて、眼鏡が不要なことが多く利便性が高く、ある意味「老眼も治る」というような言い方もされ、最近、人気もニーズも増えてきています。

患者も事前にリサーチし、どうせ入れるなら高価できっと高性能な多焦点眼内レンズを入れたいと希望される方もいますし、医療機関によっては、多焦点レンズは単焦点レンズより優れていると紹介をしているようにも思えます。

確かに、焦点の数が多いほど、理論上はピントの幅は広くなり、若い頃の眼に近くなるので、高性能といえますし、その点では単焦点レンズよりも優れたレンズといえるかもしれません。しかし、そんな多焦点レンズもすべての面で単焦点レンズに勝っている訳ではなく、実はデメリットもあります。それがメディアなどではあまり取り上げられず、良い面ばかりが強調されている印象も受けます。

そこで、第1章のBさんのようなケースが起こり得るのです。

多焦点レンズは光をいくつかの焦点に振り分ける構造をしていますので、その構造によってレンズを通るだけで約10％の光が失われるといわれています。さらにその90％程度の光を各焦点に振り分けますので、一つの焦点あたりの光量は少なくなります。この光のロスや分け方はレンズの種類により異なりますが、例えば、3焦点レンズで3つの焦点に均等に光を分けるとすると、単焦点レンズでは１００％の光で見ているところを30％ほどの光で見ているような状況になる訳です。もちろん、それでも問題なく見えることが多いのですが、人によっては見えにくさを感じてしまいますし、十分明るいところでは問題なくとも、暗くなると見えにくくなってしまうケースもあります。

そして、多焦点レンズの欠点には夜の光の見え方がおかしくなる〝異常光視症〟というものがあります。具体的には光の周りがにじんで見える〝グレア〟、光の周りに輪が見える〝ハロー〟、光を中心に線が見える〝スターバースト〟といった症状が出てしまいます。これもレンズの種類により出やすさや不快感の程度は異なりますが、基本的には多焦点レンズである以上、必ず出るものです。もちろん、レンズの改良に伴い、以前よりは改善してきていますので、それほど問題にならなくなってきていますが、それでも、この異常光視症をかなり辛く感じてしまう人もいます。

また、欠点というものでもないかもしれませんが、多焦点レンズの近方は通常35～40㎝に設定されていることが多く、細かいものを見るときには近く用の眼鏡が必要になることもありますし、レンズ度数の計算がずれると遠方を見るときにも眼鏡が必要になることもあります。近くのピントには限界があることと、必ず眼鏡を使わなくて済むことが保証されたレンズという訳ではないという認識をもつことも必要かと思います。

なるべく眼鏡をかけないで過ごしたい人にとっては多焦点レンズはとても良いレンズになりますが、眼鏡をかけることが苦でない人にとっては魅力は乏しいレンズであるかと思います。年齢やライフスタイルによっては複雑な多焦点レンズよりは単焦点レンズのほうが向いていると思われるケースもあります。例えば、高齢で1日のほとんどを室内で過ごし、テレビなど見たい距離が決まっているような場合は単焦点レンズの方がストレスなくすっきり見えるのではと思います。また、夜間の運転が多く対向車のヘッドライトがおかしく見えると困るような方も単焦点レンズの方が無難かもしれません。

いずれにしても、術後の見え方を想定してレンズを選ばないといけないことと、その感じ方は実際にレンズを入れてみないと本当のところは分からないことが、眼内レンズ選びの難しさであるといえます。

時間の経過とともに改善するケースも多いが……

ここまで術後の見え方の不具合について述べてきましたが、術直後の見えにくさは必ずしもレンズが合わないことが原因とは限りません。

私のクリニックでは時々、次のような問い合わせを受けることがあります。「手術後どうも見え方がしっくりこないので、主治医に申し出たところ、『1カ月は様子をみましょう』と言われた。でも、1カ月も何もしなくて大丈夫なのでしょうか?」といった内容です。

術後に見えにくい状況でこの方が不安になる気持ちも分かるのですが、〝様子をみる〟=経過観察が必要なケースもあり、病状によってはこの経過観察が治療の重要なプロセスになることもあります。単に何もしない訳ではなく、積極的に待たないといけないこともあるのです。

というのも、手術を受ければ多かれ少なかれ眼には負担がかかり、炎症や傷などが見えにくさに影響している場合もあります。その段階では、レンズが合っているかどうかはまだ判断ができませんし、むやみに治療を加えてしまうと、余計に状態を複雑にさせてしまう危険があります。少し時間をおくことで眼の状態が落ち着くに従い、見え方が良い方向へ変化してくれる可能性も十分考えられます。

また、待つことで〝慣れ〟によって見え方が改善する場合もあります。多焦点レンズでは遠近ともにピントが合うように設計され、以前とは異なる視覚情報が脳に入ってくることになります。この変化のために最初は見えにくく感じてしまうこともよくありますが、ほとんどの場合は慣れに伴い、少しずつ見やすくなっていきます。

このように待つことが大切なステップになるので、担当医から経過観察を指示された場合は、あまり心配せずに待つことも必要な治療と考えるとよいかと思います。

ただ、すべての場合で待てばよくなるというものでもありません。完全に良くなっていなくとも、少しずつ改善が感じられれば、そのまま待てばよいですが、眼の状態が落ちついて、１カ月経っても２カ月経っても、一向に改善を感じられないのであれば、レンズが合っていないなどのレンズの問題の可能性を考えなければなりません。レンズを入れ換えるかどうかの判断にはこの経過観察による症状の改善の有無が判断のポイントになります。

レンズの入れ換えを行う医療機関が少ない

白内障術後の不具合が、レンズの度数が合っていないことや多焦点レンズの副症状など眼内レンズそのものに原因があるのであれば、眼内レンズの入れ換えが最も根本的で有効な治療となります。

しかし、ここにも問題があります。現在、レンズ交換を行っている医療機関は非常に少ないという現状があります。

私のクリニックには関西や九州地区から眼内レンズ交換を希望して受診する患者がいますが、どうしてこんな遠くまで来るのか聞くと、「近くにはレンズの入れ換えをしてくれる病院がない」と言うのです。

もちろん、実際には眼内レンズ交換をしている施設もなくはないのでしょうが、少なくとも患者がレンズ交換を希望して受診できるような状況ではないということはあるのだと思います。

どのような手術でも多少の侵襲はあり、なんらかのリスクは伴いますが、初回の手術よりは2回目以降のほうが手術が難しくなる傾向があります。

これは、眼内レンズ交換も例外ではありません。レンズを入れ換えるといっても言葉で言うほど簡単なものではありません。しかも、最初に慎重に選んだにもかかわらず、合わなかったレンズが、再度の手術（新たなレンズの選択）で今度はうまくいくとは限りません。手技的な問題に加え、このような背景も眼内レンズ交換が普及しない理由の一つかと思われます。

こうして、白内障手術を受けて思ったような見え方ではなくレンズ交換を希望しても、受け皿が非常に少なく、難民化してしまうのです。

ほかの眼疾患があると手術の判断が難しくなる

第1章のCさんのように、他の眼疾患があるがために、白内障手術を受けにくくなってしまうケースもあります。

どのような治療もそうですが、医師は治療することによるメリットとデメリットを比較し、治療をすべきかどうか判断します。

ただ、白内障はその判断に患者の意志が大きなウエイトを占める疾患だと思います。たとえ少しの改善しかなくとも、その意味や価値は患者によって大きく異なります。

もし、医師の判断に納得がいかない場合は、もっとよく話し合う必要もありますし、セカンドオピニオンで他の医師の意見を聞くことも一つの方法かと思います。

納得のいく治療を受けるには「患者力」が必要

とかく医師の言うことは絶対、という風潮が日本にはあります。もちろん医師は医療のプロフェッショナルであり信頼していただきたいのですが、問題なのは患者が、医師から言われていることをよく理解できていなかったり、質問があったときになんとなく言いにくい、言ったら怒られるのではという心理があり、言い出せないことにあります。

後悔しない白内障手術を受けるには、良い医療機関を選ぶこと、そして分からないことや納得のいかないことは臆せず医師にぶつけることが大切です。自分の健康を守るには、患者として医師とわたりあう「患者力」が必要なのです。

患者力は自分の病気を医療者任せにせず、知識や情報を入手し、医療者と十分なコミュニケーションをとるなどの、納得のいく医療を受けるためのスキルや能力を指します。昨今、医療のさまざまな分野で取り上げられているので、聞いたことがある人もいるかもしれません。

白内障はポピュラーな病気の割に、病態がよく知られていなかったり、誤解されていたりすることがらが多いように、日々の診療を通して感じています。患者力をつけるには、まず正しい知識を得て、それに基づき情報収集をすることがとても大切だと思っています。

［第3章］

60歳を過ぎればほとんどの人が発症する身近な病気、白内障の原因とメカニズム

眼は人体の、精密なカメラ

外から見えるいわゆる目の大きさは人それぞれですが、眼球自体も個人差があり、数㎜単位の多少の差はあります。しかし標準的には直径23・5㎜ほどの球形をしています。眼の表面は一般的に〝黒目〟と呼ばれますが、実際は透明な〝角膜〟です。黒く見えるのは眼の中の〝虹彩〟いわゆる〝茶目〟と呼ばれる組織を見ているからです。虹彩の中央部分は丸い穴の〝瞳孔〟があり、眼の中に入る光を調整しています。

角膜は〝白目〟につながりますが、眼の白い部分は表面に結膜という膜があり、その裏側にある強膜という厚さ1㎜の硬い膜で眼球が作られています。

虹彩の奥にレンズの役割をする〝水晶体〟がありますが、水晶体は表面を〝水晶体嚢〟という透明な膜に包まれ、周囲に存在する〝チン小帯〟という細い線維を介して〝毛様体筋〟に固定されています。

眼球の内側は〝網膜〟という光を感じる神経の膜があり、特に中心部は細胞が多く集まり物を見るのに重要な部分で〝黄斑〟と呼ばれます。網膜は一つに集まり〝視神経〟を作り、脳につながっています。眼球の内部は〝硝子体〟という卵の白身のようなゼリー状物質で満たされており、眼の形が保たれています。

余談ですが、人によって瞳の色が違うのは虹彩の色が違うためです。虹彩にはメラニンという色素細胞があり、この量が多いと黒っぽく見え、少ないと薄茶や青みがかって見えます。

眼の構造

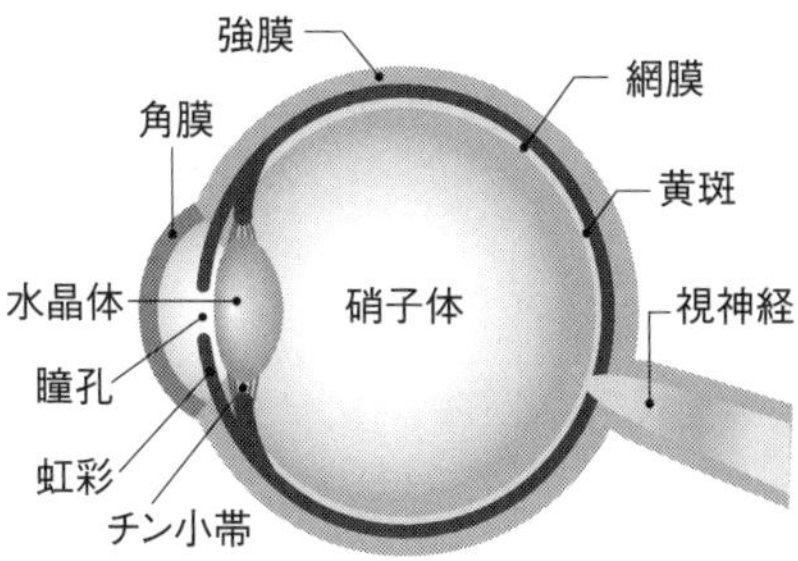

また、生まれたときの眼の大きさは約17㎜で、成長に従い少し大きくなるものの、黒目の大きさは約11㎜で終生ほぼ変わりません。赤ちゃんが黒目がちに見えるのは、小さな顔の中で黒目が占める面積が大きいから、といえます。

眼の構造やものを見る仕組みは、よくカメラに例えられます。今は廃れてきてしまった感がありますが、一定以上の年代にはなじみのあるフィルム式のカメラです。

外からの光はまず、角膜を通り瞳孔を通って眼の中に入っていきます。瞳孔はカメラでいえば絞りにあたり、まぶしいと小さくすぼまり、暗いところでは大きく広がり光の量を調節します。

瞳孔を通った光は水晶体で、屈折させられ眼の奥にある網膜に像を結びます。水晶体の厚さが変わることでピントを合わせることができます。水晶体はカメラのレンズ、網膜はフィルムによく例えられます。

網膜は眼球の内側を覆っている神経細胞からなる膜で、ここで網膜に結ばれた像を感じ取り、脳にその情報を送ります。それにより私たちは見えたものを認識するのです。なお、色も網膜の神経細胞が受け取った光の情報が脳へ伝えられ、赤や黄色などの色として認識されます。

こうした一連のプロセスが一瞬にして機能し、眼から絶えず情報が脳に送られているおかげで、私たちはリアルタイムでものを見ることができているのです。

眼の組織はどれも小さく繊細なものですが、どれか一つでも不具合が生じると、見え方が悪くなってしまいます。そのなかで、もともと、透明なレンズにあたる水晶体の濁りが原因となって起こるのが白内障です。

水晶体は優れたオートフォーカス機能つきレンズ

水晶体には主に光を通すだけでなく光を屈折させピントを合わせる役割があります。直径約10㎜で周りが薄く、中心が厚い碁石のような形をしていて、中心部の厚みは４㎜ほどです。水晶体の周りは水晶体嚢という透明な膜に包まれ、外側は皮質、中心部は核と呼ばれる構造から成り立っており、主成分はクリスタリンというタンパク質からなります。３種のクリスタリンが相互作用することで透明性を維持しています。

若い人の水晶体は健康であれば透明です。透明なガラス窓のように、外からの光をそのまま通してくれます。なお、太陽光のうち人体に有害とされている紫外線を吸収し、眼を守る役割も果たしています。

ピント合わせは、水晶体の厚みが変わることで行われます。いわば自前の〝オートフォーカス機能〟は水晶体がチン小帯という細い線維を介しつながる毛様体筋という筋肉の働きによります。毛様体筋が緊張すると水晶体が厚くなって、近くにピントが合い、毛

水晶体

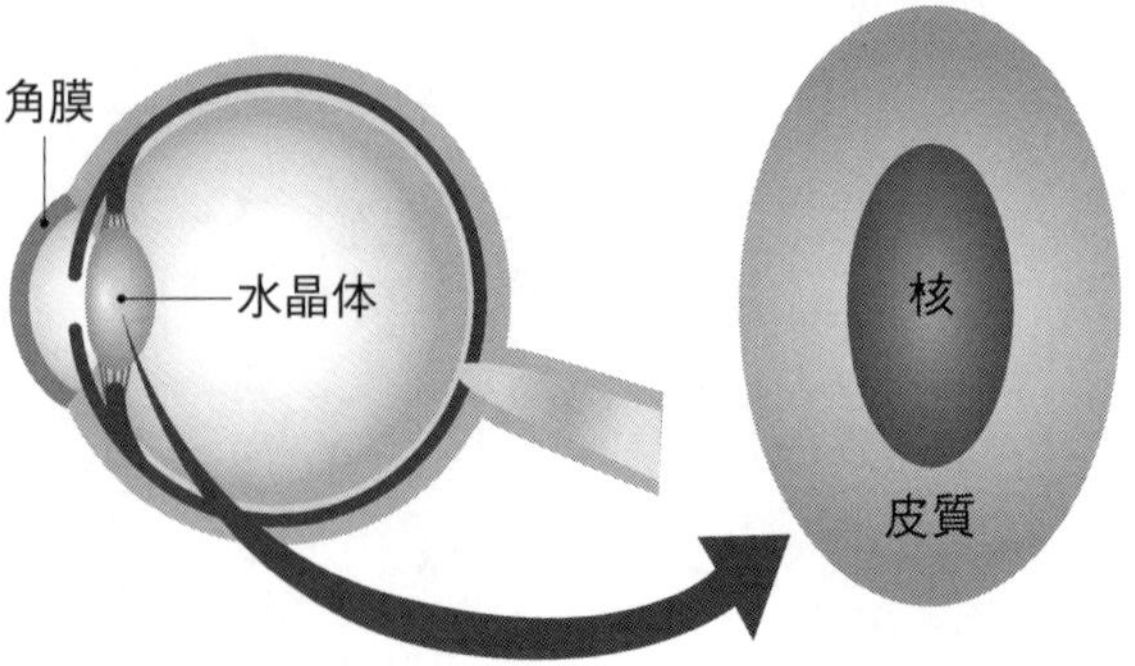

様体筋が緩むと水晶体が薄くなり遠方にピントが合います。

このオートフォーカス機能のおかげで、光の屈折の角度が変わりピントの合った像を網膜に結ぶことができるのです。ちなみに、水晶体が硬くなってくると厚さが変わりにくくなり、ピントが合いにくくなりますが、この状態が〝老眼〟です。

白内障はくもりガラス越しに見ているようなもの!?

どんなに精巧に作られたカメラでも、レンズが汚れていてはきれいな写真は撮れません。眼の中のレンズ＝水晶体も、もしそうだったら、きれいに見える訳がありません。

そんな状態が、白内障です。水晶体が濁ってしまうために、見え方が悪くなってしまいます。

白内障の見え方を例えるなら、汚れたガラスやくもりガラス越しに外を見ている状態といえます。水晶体の役割の一つである光を正常に通すことができなくなるので、見えにくくなってしまうのです。

私たちは歳をとれば多かれ少なかれ、肌にしても爪にしても透明感が失われ、くすんで見えるようになってきます。これは主成分であるタンパク質が加齢により劣化していることのあらわれです。人間は30歳頃に成熟のピークを迎え、それ以降は自然な老化でゆるやかに体の各組織が加齢による変化をたどっていきます。劣化とは人聞きのよくない言葉ですが、加齢変化により本来の機能を十分に果たせなくなってくることを指しており、いたし方ない表現といえます。

水晶体もタンパク質でできていますから、加齢による変化は避けられません。年齢が上がるにつれてもともと透明なタンパク質からできていた水晶体は徐々に濁ったタンパク質が増え、透明度が失われてきます。ただし、通常は外から黒目を見て濁り具合が分かる訳ではありません。

白内障という名称から外から見て目が白くなってしまうのだろう、と思われがちですがそれは誤解で、よほど進行しない限りは検査で見ないと白内障は分かりません。

一方、角膜の周りが環状に白くなっているのを白内障ですか?と心配されることもあるのですが、これは「老人環」といい、加齢とともに脂質が角膜に沈着したもので白内障とは異なります。こちらも自然な老化現象ですが見え方には影響しないと考えられており、治療の必要はありません。

濁りだけでなく、硬さも増してくる

水晶体の劣化は、単に濁るだけではありません。健康な水晶体はある程度柔軟性があるのですが、濁りとともにそれが失われ硬くなってくるのです。これもタンパク質の性質の一つで、赤ちゃんのときには柔らかく弾力性のある肌が、加齢とともに硬くなっていくのと同じです。

白内障が進み、水晶体が硬くなると、水晶体の厚さを変える役割のある毛様体筋がどんなに頑張って働いても、レンズの厚みが変わりにくくなってしまいます。そうすると見たいものに合わせて光の屈折を変えることができなくなるので、ピントが合いにくくなってくるのです。

しかも、厄介なことに、均一に濁ったり硬くなったりする訳ではないので、光が散乱してまぶしい、乱視が強くなり二重に見える、近視が強くなってしまうなどのさまざまな見え方の不調を引き起こします。

白内障は老化現象の一つ 80歳以上でほぼ全員

私は、程度が軽いとしても、見えにくさに影響していると思われるケースであれば必ず患者に白内障が始まっていることをお伝えしています。ただ、なかには、ある程度進行して手術が必要な状態にならないと白内障だと患者に言わない眼科医もいます。それが時に患者の混乱を招きます。

すると、この間、別の医師に診てもらったときには、白内障はないと言われたと返されることがあります。それは、前に診た医師が「白内障」＝「手術が必要と思われる程度まで進んだ白内障」という意味で患者に初めて「白内障がある」と伝える方針だからと思われます。

確かに、手術の必要がない軽度の白内障なら、あえて患者に言わないほうが過度な不安を抱かせずに済む、という考え方もあります。しかし、患者が見えにくいと受診してきてその原因の一つに水晶体の濁りがあるのなら、眼の状態を正しく伝える意味でも白内障が始まっていることをお話しするほうがいい、と私は考えます。もちろん程度が軽ければ今すぐ手術の必要はないと前置きをすることで患者を驚かせることなく、正しく理解をしてもらえるものと思っています。

老眼を自覚している人は実は白内障も始まっている

本やスマホを持つ手を遠ざけたり、顔をのけぞらせて見たり……老眼は、歳をとれば誰でも出てくるものです。若い頃よりもだんだんピントの合う距離が遠くなったと、だいたい40歳を過ぎた頃から自覚してきますが、なぜなるのと聞かれたら、多くの人は「ピントを合わせる筋肉が衰えてきたから？」と答えると思います。しかし、これは間違いで実は老眼も白内障のしわざなのです。

ピントが合わなくなる理由は、水晶体が濁って硬くなるため厚みが変わりにくくなってくるからで、オートフォーカス機能がうまく働かなくなってしまうということです。つまり、白内障の始まりが、老眼の始まりでもあるのです。

老眼の見えにくさも、白内障の見えにくさも元は同じ、水晶体の劣化で起こるということです。このことからも、白内障は老眼と同じ加齢現象の一つであることが理解できると思います。白内障は60代以降の高齢者の病気と思われがちですが、手術を必要とする程度まで進んでいるケースがその年代以降に多いからであり、40～50代でも無縁ではないのです。

三大症状は「かすむ」「まぶしい」「暗くなると見えにくい」

白内障にはどこの濁りが強いかでいくつかの病型がありますが（53～55ページ）、最も多いのは「皮質白内障」といって水晶体の周りの濁りが強いタイプです。主な症状はかすみ目やまぶしさ、また暗くなると急に見えにくくなるといったものです。なお、濁って光が通りにくいはずなのにまぶしくなる理由としては、その濁りのために光が均一に通らず乱反射するからです。

特に車の運転をする人は、夜に対向車のライトが異様にまぶしかったり、暗いところの看板が見えにくかったりと不便さを感じることが多くなります。

これらの症状は疲れ目やドライアイなどのほかの眼の不調でも起こり得るので、白内障と気づかれないこともありますが、長引いたり悪化傾向があれば白内障の可能性も考えるべきです。

中年期以降の乱視は白内障のせいかも

乱視ではものが二重に見えたり、輪郭がブレて見えたりしますが、これも白内障が進むことで起こることもあります。

健康な水晶体は均一なきれいなカーブ状ですが、白内障で劣化してくると不均一なゆがんだような形状になってしまうことがあります。こうなると、光を網膜上の一点に集めることができないので、ピントが合わずぼやけてしまうのです。

乱視は角膜のゆがみでも起こります。若い頃の乱視は、その多くが角膜のゆがみによるものです。水晶体がきれいだとしても、角膜がゆがんでいるとそこを通ってくる光が均一に入ってきません。

　しかし、若い頃には乱視がなかったのに中高年を過ぎてから乱視が出てきた、という場合は角膜の問題ではなく、白内障による水晶体のゆがみが影響している可能性が高いです。

　なお、角膜がゆがんでいるのか、水晶体がゆがんでいるのかは外から眼を見ただけでは分からず、眼科での検査が必要です。どちらに原因があるのかによって、白内障手術時の乱視矯正の必要性も変わってきます。

〈白内障の種類〉

●皮質白内障（皮質混濁）

　水晶体の周辺、皮質部分の濁りが強い白内障で日本人に最も多く、紫外線曝露が原因といわれています。軽度のうちは、視力の低下が見られないことが多いですが、光が乱反射しやすく、まぶしさを強く感じるようになります。進行し中心まで濁ってくると、見えにくくなり視力も低下します。

●**核白内障**

水晶体の中心にある核の濁りが強い白内障で白人に多く、日本人には少ないタイプです。水晶体が硬くなりやすいので光の屈折力が増し、近視が進行するため遠方視力の低下が進みやすい特徴があります。眼鏡を作ってもすぐ度数が合わなくなってしまう、というような場合は白内障を疑う必要があります。

なお、核が硬いと手術の際に水晶体を取り出しにくく、周辺組織を傷つけるリスクが高くなることもあります。

●**後嚢下白内障**

水晶体の周りを包む水晶体嚢の裏側がべったり濁ってくる白内障です。皮質型や核型はゆっくり進行しますが、後嚢下型は光の透過をブロックしやすいため、急な視力低下が見られやすい特徴があります。

●成熟・過熟白内障

水晶体全体が真っ白に濁ってきた状態が〝成熟白内障〟です。この段階になると外から見ても瞳孔の奥の水晶体が乳白色になっているのが分かるほどで、〝ミルキー白内障〟と呼ばれることもあります。さらに水晶体の核が茶褐色に濁り非常に硬くなった状態が〝過熟白内障〟です。成熟・過熟白内障になると著しく視力が低下し、光が分かるかどうかまで見えにくくなってしまうことも少なくありません。外傷歴やアトピーのある人に見られやすい白内障です。水晶体が大きく膨張するため、手術では水晶体の表面を切る操作や水晶体核の処理が難しく、通常より時間を要したり、合併症が起こりやすい難症例となりやすいのが特徴です。

もう一つ、白内障と呼ばれるものに後発白内障がありますが、これはすでに白内障の手術を受けた人に起こる病態で、これまで話してきた白内障とはメカニズムがまったく違います（第４章で説明します）。

加齢以外で起こる白内障もある

白内障の最も大きな要因は加齢ですが、数は少ないものの、加齢以外の要因で起こる白内障もあります。

代表的なものに外傷性（怪我によるもの）があります。スポーツをしていてボールが眼に当たったり転んだりなどで眼を強打すると、水晶体が強いダメージを受け、それが原因で濁ってしまうことがあるのです。

また、アトピーの患者が眼をこすったりたたいたりすることでも起こります。体質的に炎症を起こしやすいこともあいまって、水晶体の劣化が進んでしまうのです。

ぶどう膜炎という眼に炎症を起こす病気でも、水晶体が劣化してしまう場合があります。アトピーでもぶどう膜炎でも、ステロイドを治療に行うことで誘因となる場合もあります。

少しずつ進むので自覚しにくい

白内障は、進行しても失明する病気ではありません。しかし、発症すれば後もどりすることはなく、水晶体の濁りや硬化は進む一方です。それとともに見えにくさも増していき、生活に支障が出ることも考えられます。

車の運転で事故を起こす恐れもありますし、歩いていてもつまずきや踏み外しなどで怪我をするリスクが高まります。高齢になり、足腰が弱るうえに白内障で眼も見えにくくなると、転んだのをきっかけに寝たきりになってしまう心配もあります。

加齢による白内障は一般的にゆっくりと、数年〜10年くらいの長い年月をかけて進んでいきます。後嚢下白内障や成熟・過熟白内障と呼ばれるものは、急に進行して見えにくくなることもあるので気づきやすいのですが、最も多い病型の皮質白内障は、少しずつ見えにくくなっていくために自覚しにくいタイプといえます。

5年前、10年前の見え方ともし比べることができたら、格段に見えなくなっているとしても、ゆっくり進むと気づかない人も多いのです。いつ始まったのかも分からないので、自分が思っているよりずっと長い年月、白内障にかかっているといえます。白内障に気づかない、あるいは気づいていてもまだ大丈夫、と思っているうちに、安全な生活が脅かされているかもしれません。

白内障と間違えやすい病気

白内障の特徴的な症状であるかすみ目やまぶしさは、高齢者では見えにくいと白内障やちょっとした不調でも起こる一方、白内障以外の深刻な眼疾患でも起こることがあります。なかには、急速に進行して失明に至るリスクのあるものもあります。

長引いたり次第に症状が強まったりしたらほかの病気も疑われるので、白内障は一刻を争って治療しなければならないものではないからと放置せず、一度受診することを勧めます。

〈白内障と間違えやすい代表的な病気〉

●黄斑上膜

黄斑上膜とは、網膜の中心部の黄斑という部分の表面に透明な膜が張ってしまう病気です。黄斑には視力に重要な神経網膜が集まっており、網膜のなかでも特に重要な部分です。黄斑の表面が膜で覆われると黄斑の形状が変化し、中心部が見えにくくなってしまうのです。

眼球の内部はゼリー状の硝子体で満たされていますが、この硝子体の周りの膜（硝子体膜）が剥がれる際に、網膜上に残ってしまうことが黄斑上膜の発症機序とされています。黄斑上膜は少しずつ形成され厚くなっていくので、見え方もゆっくり悪くなっていきます。進行とともにゆがみや中心部の見えにくさが感じられるようになり、視力も徐々に下がっていきます。白内障は視力が低下しても手術により改善しますが、黄斑上膜では進行し過ぎると手術しても見えにくさが残ってしまうため注意が必要です。

●網膜静脈閉塞症

網膜には、神経細胞に栄養や酸素を届ける動脈と、老廃物を運び出すための静脈といった血管が張り巡らされています。この血管のうち静脈が詰まってしまい、網膜に出血（眼底出血）やむくみを起こすために視機能が低下する病気を網膜静脈閉塞症といいます。

網膜静脈のどこで血管が詰まったかにより、網膜中心静脈閉塞症と網膜静脈分枝閉塞症の2種類に分けられます。

原因ははっきりしていませんが、動脈と静脈の交差部での閉塞が動脈硬化や高血圧性変化の影響で起こるとされています。

軽症の場合、なんとなくかすんで見えにくいと感じる程度で、はっきりとした症状が出ず、検査して初めて分かるケースも少なくありません。進行性の病気なので、白内障と思い込み受診をしないでいると発見の機会を逃し、重症化させてしまう恐れがあります。

進行すると、広範囲の眼底出血や黄斑部のむくみを起こし視力の低下やゆがみを感じますが、治療を行っても完全な回復が難しくなってしまうこともあります。

●進行した緑内障

緑内障は、眼圧が高いことで視神経が障害され、視野が欠けてしまう病気です。40歳以降加齢で増えてくることから、診断される年代が白内障と重なっており、患者数が多い疾患の一つです。

初期は無症状であることが多いですが、進んでくると視野が欠け、かすんだり、見えにくさを感じたりするようになります。視野が欠けるといっても真っ暗になるというよりは部分的にぼうっとして見えにくくなると言ったほうが近く、症状として白内障のように感じる人もいます。緑内障にはいったん悪くなった見え方を改善させる治療法はなく、眼圧を良い値にコントロールし進行を防ぐことが治療の目的になります。そのため、早期発見・早期治療が望まれる病気の一つです。

●ぶどう膜炎

眼の内側には「虹彩」や「脈絡膜」といったぶどう膜と呼ばれる組織があり、ここに起こる炎症を総称して「ぶどう膜炎」といいます。自己に対する免疫反応や微生物、感染などが契機になって起こり、かすみ目やまぶしさ、充血や眼の痛みなど多彩な症状を起こします。重症化すると視力が著しく低下し、失明に至る場合もあります。治療は原因によって異なりますがステロイド薬の点眼や内服などで、長期にわたることやいったんよくなっても再発することも少なくありません。

もちろんこれらを単独で発症している場合もあれば、白内障と併せ持っている場合もあります。

自己判断せず、見えにくかったら受診を

今、ちょっと顔を上げて、部屋の少し遠くにあるものを見てみてください。窓の外でも構いません。テレビでもよいですし、遠くの建物の看板の文字でも構いません、何か目印になるようなものを決めて、その見え方を覚えておいてください。

3カ月後、同じ場所から同じものを見てみてください。眼を酷使したあとや体調が悪いときは避け、前回とできるだけ同じ条件で見てみて、もし前回より見えなくなっているなと思ったら、眼科の受診を勧めます。

白内障であっても進行の速いタイプのこともありますが、急に見え方が悪くなる場合や数日単位、数週間単位で見え方が悪くなる場合は、白内障以外の重大な眼疾患による可能性が大いにあります。

重症化すると失明の恐れもある眼の疾患も白内障と同様、加齢とともに発症しやすくなります。そして初期には強い症状が出ず、かすむとかぼやけるといった、一時的な疲れ目でも起こるようなありふれた症状であることも十分あり得ます。

怖いのは、白内障と思って受診が遅れてしまうケースで、白内障で見えにくいと思っていたら別の病気が発症、進行していたということも決して珍しくありません。過去に眼科を受診して、そのときは白内障だけです、と言われたとしても、その後定期的に検査を受けるなり異常を感じたらすぐ受診することが大切です。白内障と診断されたから、今出ている症状も白内障のせいだろうと自己判断し受診しないでいると、手遅れになってしまう恐れもあります。失明はまぬがれたとしても、視力が大きく低下したあとでは回復が非常に難しくなってしまう病気もあります。

眼に限ったことではありませんが、自己判断ほど怖いことはないと思います。近年はインターネットで自分の症状をキーワード検索して調べる人も多いようですが、ネット上の情報は必ずしも信頼がおける訳ではなくうのみにするのは危険です。また、たとえ正しいことが書いてあっても、それが自分に当てはまる保証はありません。

日頃、大勢の患者を診ていてもっと早く来てくれればよかったと思うケースも多々あります。このくらいで病院に行っていいんだろうか、歳のせいだろうかなどとためらわず、気になることがあれば早く受診をしてほしいと思います。大丈夫だろうと思って大ごとになってしまうより、結果的にたいした病気がなくて大丈夫だったというほうがずっとよいと思います。

また、40代、50代の人でも、白内障のために見えにくくなっている人は少なくありません。仕事や子育て、介護などでとかく自分のことは後回しになりがちな年代ですし、白内障は高齢者の病気というイメージが強く自分はまだ……と思ってしまいがちですが、まさに働き盛りであるからこそ、眼を酷使しやすく、眼をよく使うからこそ、見え方を良い状態に保ってほしいと思っています。

よく見えることは、幸福感をもたらす

人が受け取る情報の90％は視覚、つまり目から入ってくるといわれています。そして、今やテレビや雑誌、本、インターネットなど、見ることで情報を得るツールは私たちの生活のなかにたくさん根付いています。これらがよく見えないと、情報が思うように入ってこないので、興味をもって調べたり考えたり、それについて誰かと話したりといった、いわゆる知的好奇心が鈍ってしまうこともあるのではないでしょうか。

また、きれいなものを見たり、スポーツでも芸術でも見ることで感動する体験も、見えにくくなってしまうと楽しめなくなってしまうかもしれません。実際に患者やその家族から、以前は編み物や刺繍が好きで地域のサークルに参加して賞を取ったこともあったのに、細かいものが見えにくくなって思うように作れなくなりやめてしまったという話や、温泉巡りが趣味だったのに遠くが見えなくなってしまい車の運転も苦労するし、行っても景色が楽しめなくなってしまいめっきり外出の機会が減ってしまったという話も聞いたことがあります。

やりがいや達成感、好奇心を満たす、楽しむという感情や行動は、その大小にかかわらず、喜びや幸福感につながるものと思います。もしそれが感じられなくなったら、生きる張り合いすらなくなってしまうこともあるのではないでしょうか。見たいものがよく見えることは、私たちが思っている以上に幸せをもたらしてくれると強く思っています。

［第4章］

手術後に後悔しないために——知っておくべき「患者に合った白内障治療」とは

手術が唯一の根治療法

現代の高度な医療技術をもってしても、残念ながら濁った白内障を薬で透明に戻す治療は存在していません。内服や点眼で水晶体の濁りを取る薬があれば、患者にとってどんなに楽だろうと思いますが、白内障を治す薬は今のところないのです。今も白内障と言われて点眼をしている人もいると思いますが、その点眼はあくまで白内障の進行を抑える目的の薬です。ただ、この進行予防の点眼をしても白内障の進行を止めることはできませんし、使用する意義は乏しいので欧米ではまったく使われていない薬であることから、私は強く希望する患者にしか処方していません。

このように薬が効かない白内障を治す唯一の治療は手術です。濁った水晶体を取り出し、代わりにきれいな人工の水晶体＝眼内レンズを眼に入れることで見えるようにする手術です。人工物を眼に入れることを心配する人もいるかもしれませんが、人工関節やペースメーカーなど体内に留置する医療機器はたくさんあり、眼内レンズもその一つです。厳しい試験を経て人体への安全性が確認されたものが医療機器として承認されています。以前は、手術のあとに濁りが出て問題となってしまった眼内レンズもありますが、現在、使われているレンズは半永久的に濁らないという品質が確認されていますので、何年か経ってレンズが濁ってしまって取り換えなければならないということもありません。

昔の白内障手術は濁った水晶体を取り出すだけの手術で、術後は眼の中のレンズがないために、分厚い眼鏡をかけて過ごす必要がありました。当時は異物であるレンズを眼の中に入れれば、拒絶反応が起こると考えられていたのですが、眼内レンズが開発されたのはある偶然がきっかけになります。それは、第二次世界大戦中に飛行機が攻撃を受けて割れた風防ガラスの破片が眼の中に入る負傷を負ったパイロットがいたのですが、なんと、眼の中の炎症が起こらなかったのです。このことから、その窓に使われていたＰＭＭＡという素材のプラスチックが眼内レンズの素材として注目され開発につながり、１９４９年に英国で世界で初めて眼内レンズを使った白内障手術が行われました。

手術は怖い？

白内障の患者に「手術をしましょう」と言うと、「えっ、手術⁉　手術なんて怖い！」と言われてしまうことがあります。手術を好き好んで受ける人もいないと思いますし、当然、怖さもあると思います。それが〝眼の手術〟となればなおさらで、「眼を切って痛くないのか？」「血は出るのか？」「ちゃんと見えるようになるのか？」なんて心配する人もいるのではと思います。私は近視を治すレーシック手術を受けたことがありますが、正直、やっぱり怖かったです。もちろん、終わってしまえばどうってことはありませんでしたが、手術が終わり、見え方が落ちつくまではドキドキでした。自分の経験からも患者の不安はよく分かるつもりです。手術前に患者の不安や疑問にはすべてお答えして安心して手術を受けてもらいたいと思っていますが、それでも手術室に入ってくる患者は緊張した表情で血圧も普段よりもずっと上がってしまう人もいます。しかし、終わってしまうと、その手術の短さに呆気にとられたり、ほっとしたり、時には「本当に白内障を治してくれたのですか？」なんて言われてしまうこともあるくらいで、負担が少ない手術なのです。

　手術の前に瞳孔を開く薬や麻酔薬を点眼しますので、手術で使う刃物や器具がくっきりと見えることもありませんし、通常は強い痛みを感じることもありません。顕微鏡の照明のまぶしさや眼の中に器具や水を入れたときの重たさをつらさとして感じることはありま

白内障手術の概要

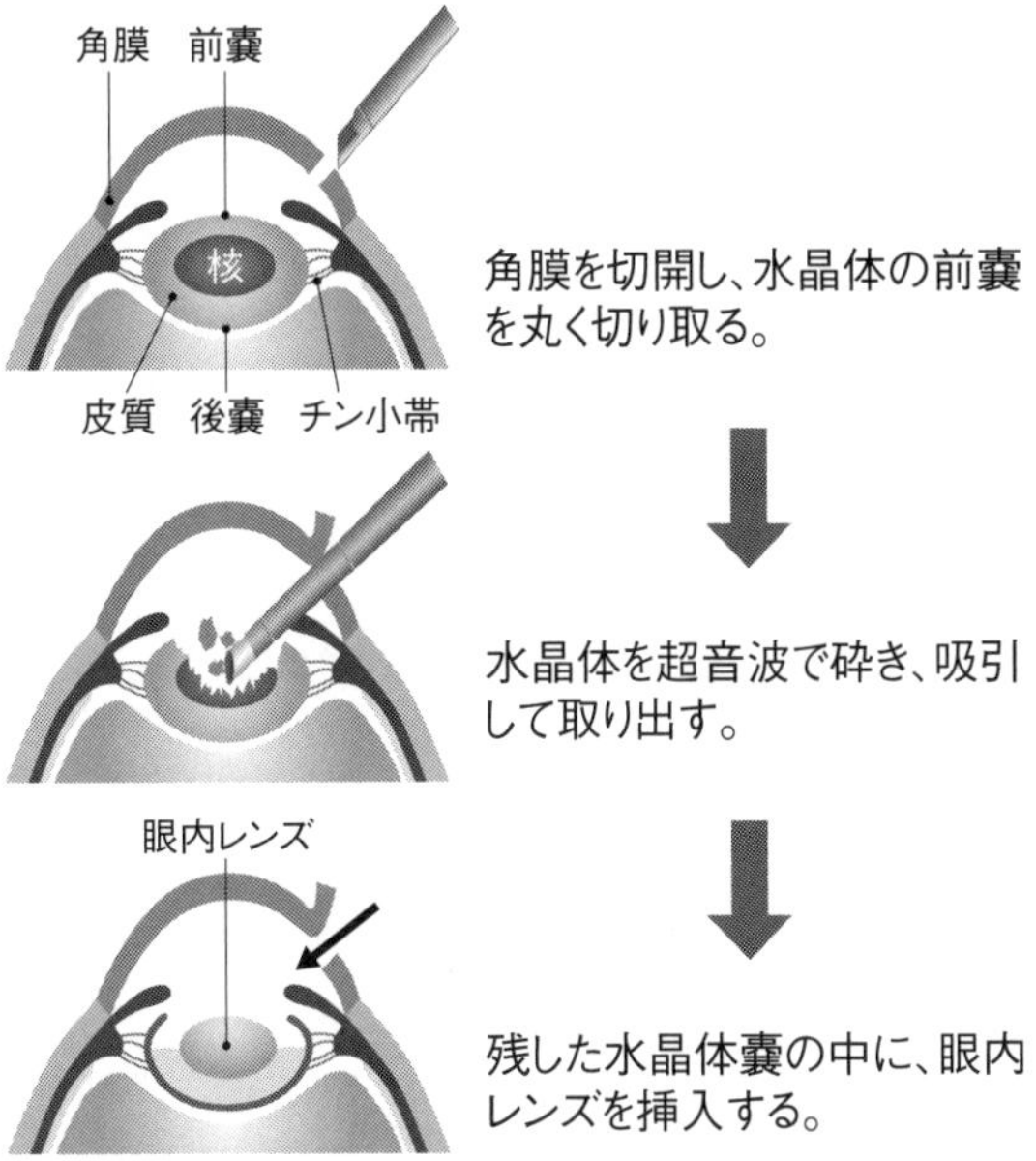

すが、局所麻酔で十分行えます。ぼやっとした視界のなかに何かが動いて見えますが、「万華鏡を見ているようできれいだった」「水のなかに落とした絵の具のようなのが見えた」「宇宙船に乗っているようだった」といった見え方をするようです。

　また、眼を切開しますが、通常、大きさは最大で2・4㎜で、術後に多少の違和感が出ることはありますが、痛みがずっと続くことはありません。手術時間は5～7分程度で10分もかからないことが多く、特別な事情のない限り日帰りでまったく問題ない手術です。

現在は超音波の器械で水晶体を砕いて取り出す〝超音波白内障手術〟が一般的ですが、この方法が開発される以前、半世紀ほど前の白内障手術は、眼を1㎝ほど切開して、水晶体をそのまま取り出し、創口も縫わなければならず、患者への負担が大きく、感染症や出血などの合併症の頻度も今よりずっと高く、白内障手術も大手術だった時代もありました。しかし、今は手術器械や器具、そして眼内レンズも目覚ましい進歩を遂げ、ごく小さな切開で少ない負担で白内障手術が受けられるようになっています。

白内障手術で屈折異常も矯正できる

濁った水晶体を取り除き、きれいな眼内レンズを入れることで、手術する前のかすみやまぶしさなどの見えにくさを改善できます。術後の歴然とした見え方の変わり具合に「こんなに見えるようになるなら、もっと早く手術を受ければよかった」という感想も多く聞きます。

白内障手術には、濁りを取ることで見え方を改善することのほかにも大きなメリットがあります。それは〝屈折異常を矯正できる〟ことです。屈折異常というのは、近視や遠視、乱視による見えにくさのことで、通常は眼鏡やコンタクトレンズを使い矯正します。白内障手術では、水晶体の濁りを取ったあとに眼内レンズを入れますが、このレンズには度数がついていて、この度数を調整することで、近視や遠視、乱視をある程度、改善させることができるのです。例えば、近視がすごく強くて眼鏡をしないと何も見えないような人が、白内障手術を受けて、ピントが遠方に合うような眼内レンズを選択すれば、裸眼で遠方を見えるようにもなります。手術前の裸眼視力が0・1もなかったのに、術後は強度近視の人には夢のような、1・2程度の裸眼視力を得ることもできるのです。また遠視が強い人は若い時は遠くも近くも見えていても、高齢になるとピントが合わなくなって遠くも近くも裸眼では見えにくい不便な眼になってしまいますが、こういった場合でも自分の見たい距離を裸眼で見えるように改善させることもできますし、遠くも近くも見える〝多焦点眼内レンズ〟を使えば、若い時のように裸眼で遠方から近方まで見えるようにもなります。このように、白内障手術は単に濁りを取り見やすくするだけでなく、屈折異常を治して術後に希望の見え方を手に入れることも十分可能なのです。

白内障手術と一緒に緑内障の治療もできる

緑内障は眼の中の水である〝房水〟の流れが悪くなり眼の内圧＝眼圧が上がり眼の神経である〝視神経〟に負担がかかって視野が欠けてくる病気です。房水が眼の外に流れ出る〝線維柱帯〟がある〝隅角〟という部分が狭いタイプ（閉塞隅角緑内障）と隅角は広いタイプ（開放隅角緑内障）とに分けられます。眼圧の正常値は10～21㎜Hgですが、この範囲に入っていれば大丈夫という訳ではなく、視神経が弱い人は正常値の眼圧であっても神経に負担がかかってしまい、緑内障が出てきてしまうタイプもあり、〝正常眼圧緑内障〟と呼ばれます。

緑内障は通常、点眼薬で眼圧を下げる治療を行い、いくつかの点眼薬を併用しても進行してしまう場合は、レーザー治療や眼圧を下げる手術を行う必要があります。白内障手術を行うと眼圧は下がる傾向にあり、術後には緑内障の点眼薬を減らしたり、使わなくてよくなったりすることもありますが、最近、軽度～中程度の緑内障の方を対象に線維柱帯に小さなステントを留置することでより眼圧を下げる効果を期待できる治療が白内障手術と一緒に行えるようになりました（水晶体再建術併用眼内ドレーン挿入術）。手術時間は白内障の手術に加え5～10分程度かかりますが、それ以外の負担はほとんどなく、術後に点眼を減らせることはメリットです。費用も白内障手術単独に比べ、1割負担の方で約1万円高くなりますが、緑内障の点眼薬は高いものが多く、長い目で見れば経済面の負担も減らすことができるのではと思います。ちなみに、一度、進んだ緑内障は元には戻らないので、この治療も緑内障を治すものではなく、あくまで進行を抑える目的になります。

急性緑内障発作予防のための白内障手術

房水の流れ出る隅角が非常に狭い人（狭隅角）の場合、何かの拍子に隅角が急に閉じてしまうと、急激に眼圧が上昇してしまう〝急性緑内障発作〟という病態を引き起こしてしまうことがあります。この緑内障発作を予防する方法には、虹彩に穴を開けるレーザー治療（レーザー虹彩切開術：LI）と白内障手術の2つがあります。緑内障発作の予防治療になぜ白内障手術？と思うかもしれませんが、隅角は角膜と虹彩とから作られ、虹彩の裏側には水晶体があり、白内障が進んでくると、水晶体のボリュームが増えて虹彩を圧迫してしまうことが急性緑内障発作を起こす誘因になります。ですので、白内障の手術で水晶体を取り除き、薄い眼内レンズに換えてあげることで、隅角の圧迫が解除され、緑内障発作が起こらなくなる訳です。ＬＩも虹彩にレーザーで穴を開け房水の通り道をつくることである程度、緑内障発作を予防できますが、白内障が進んでしまうと完全に防ぐことができませんし、水晶体の支えであるチン小帯や角膜の大事な細胞を傷めてしまうリスクもあり、私はほとんど行っていません。

緑内障発作は50～60代の遠視の小柄な女性に起こりやすいとされていますが、まだ白内障が進んでいないことも多く、また、視力も良いことが多いので、白内障手術を受けることは悩ましい場合もありますが、緑内障発作が起こってしまうと、眼の痛みや頭痛、嘔吐などのつらい症状が出るだけでなく、適切なタイミングで治療が行えないと、重篤な視力障害を残してしまうこともあるので、医師から手術を勧められた場合は受けたほうが安心です。もしどうしてもまだ手術に抵抗がある場合は、きちんと通院して経過を見るべきです。

「不便になったら」が手術のタイミング

白内障の診療で、患者からもっとも多く受ける相談の一つが「いつ手術を受けたらよいのか？」ということです。

この答えは簡単ではありません。というのも、癌や急性の心臓病のように病気が見つかればすぐに治療をしたほうがよい病気と違い、白内障は進行しても命に関わることはもちろん、不可逆的な失明に至ることはないので、白内障があるからすぐに手術を受けないといけないというものではありません。手術のタイミングは、〝白内障により見え方の不自由が出たとき〟が目安になりますが、この不自由の感じ方が人それぞれなので、手術の適切な時期も人それぞれです。例えば、若い人で白内障が軽く、視力が１・２あっても、パソコンが見えにくい、車の運転がしにくいといった不便さが強ければ手術を受けたほうがよいこともありますし、90歳くらいの高齢者で白内障がかなり進んで視力は０・１ほどでも自宅だけで過ごしていて不自由がないと感じれば、手術をしないという考えも決して悪くはありません。

白内障の手術は早ければ早い方がよいというものでもありませんが、逆に遅ければ遅いほどよいというものでもありません。あまり早いうちだと、まだ水晶体が柔らかく調節力が残っていることも多く、手術で単焦点レンズを入れると、急に老眼が進んだような不便さを感じてしまうこともありますので、老眼の自覚がないうちは白内障手術を受けるかどうかは慎重に考えるべきです。かといって、あまり先にしてしまうと、水晶体の濁りが強く、硬くなり、手術の難易度が上がって合併症が出やすくなってしまう恐れもあります。また、高齢になると通院や術後の点眼が困難になってしまい手術を受けること自体が難しくなってしまうこともあります。いつ手術を受けるかは難しい判断ですが、一度濁った水晶体は自然には良くなりませんし、徐々に確実に進行しますので、見えにくさで不便を感じたらあまり先延ばしにせずに手術を前向きに考えるとよいと思います。

例えば同じ60歳のAさんとBさんが、かすみ眼が気になり受診したところ、2人とも初期の白内障と診断されたとします。その時点で、気になってはいるものの困るほどではないかなと思えば、手術を急がなくてもいいです。しかし2人とも、見えにくくて仕事がしにくいなあと感じていたり、好きなことができなくなってきた、と困っていたとします。

ここでAさんは、初期であろうと自分は困っているし、手術で改善するなら、と手術を受けることにしました。一方、Bさんは、眼の手術はなんとなく怖いし、我慢できないことはないから……とそのままにしていたとします。

Aさんは白内障手術を受け、よく見えるようになり、それまで以上に仕事にも趣味にも打ち込めるようになりました。一方Bさんは徐々に見えにくくなっていくのを我慢し続け、80歳になっていよいよ見えなくなってきたのでようやく手術を受けることになりました。よく見えるようになったBさんはもっと早く手術を受けておけばよかったと思いました。

このケースではBさんは20年分の見え方の損をしてしまったとも考えられるのではないでしょうか。

白内障の手術は早ければ早いほどよいというものではありませんが、不自由さを感じているのであれば、先延ばしにすることはあまり意味のあることではないと思います。手術は怖いからと先延ばしにする人もいると思いますが、結局、それは不便さをいたずらに長くしているだけということになってしまいますし、白内障の手術は通常は安全な手術ですが、進行すればするほど、合併症が起きやすくなり、先延ばしにするほうが実は怖いという事実もあります。

白内障の手術はたった10分程度の手術ですが、見え方や生活、ひいては人生を180度変えてしまうほどの恩恵をもたらしてくれることもあります。一度きりの人生をなるべくコンディションの良い眼の状態で過ごすことは大切なことだと思います。

〝視力がよい＝よく見えている〟という訳ではない

〝よく見えているの基準〟や〝よく見えていることの必要性〟は人それぞれで異なり、見えにくさによる不便さも個人差があります。つまり、同じ程度の白内障の濁りでも、ある人にとっては見えにくいと感じることもありますし、ある人には全然なんともないということもある訳です。具体的には、書類やパソコンの仕事が多く眼をよく使う働き盛りの50歳くらいの人では軽い白内障でも見えにくいと受診される方も多いです。一方、普段は家のなかで過ごす時間の多い高齢者がたまたま結膜炎などで受診して進行した白内障があることが分かり、視力も結構下がっているので、「進んだ白内障がありますよ」と伝えると、

「本当に？　全然見にくくないよ」なんて言われることもあります。眼をどれくらい使うか、どの程度見えていないと困るかという〝見え方の必要度〟も関係しますが、もう一つ、少しずつ進む見えにくさは気づきにくいということもあり、その見えにくさに慣れて過ごしてしまうこともあるのではと思います。

視力検査の結果も見え方の不自由さを必ずしも反映するものでもありません。先に挙げた50歳の人の例では視力が1・0あっても白内障からの不自由さがあれば手術を受ける場合もありますし、高齢者では視力が0・1でも見え方で困っていなければ手術を受けない場合もあります。このように白内障は「視力がどれくらいだから手術の適応です」という判断基準はなく、人それぞれで、見え方に困ってしまって、見え方を改善したいと思った時がタイミングになります。ですので、白内障の患者の診察のときには、白内障の状態と視力検査の結果だけで手術が必要かどうか、すべきかどうかを医師側だけでは判断できず、患者の話をよく聞いて、どれだけ困っているのか、手術をすれば改善できるのかを考えて、「手術をしたほうがよい」か「まだしなくてよいのでは」という私なりの判断、助言をするようにしています。もちろん、私の話を聞いたうえで、最終的に手術を受けるかどうかは患者本人の意思が重要です。ただ、視力だけで判断できないとは言いますが、車の運転をする人は両眼で0・7見えていないと免許の更新ができず、それ以上見えた状態で運転することが望ましいので、運転をするのであれば手術をしないといけませんとお伝えしています。

白内障手術で認知症が改善したケースも

医療全体の問題で、今注目されているのが高齢者の認知症患者の増加です。ご存じのとおり認知症も、加齢とともに発症リスクが高くなる病気です。私のクリニックにも、認知症の患者が白内障手術を受けに、家族につきそわれてくることが時々あります。

認知症は進行すると、意思疎通ができなくなったり、暴れたりすることもあるので、眼科での治療が難しくなってしまうことがあります。また、認知機能や運動機能が低下している人に手術をしても、生活の質は改善しないと思われてしまったり、手術によるストレスや見え方の変化が混乱の元になるのではと考えられたり、白内障の手術は敬遠される傾向にあると感じます。

確かにそのような考えもあるかと思います。しかし、私は見えないよりは見えていたほうが本人にとっては良いと思いますし、見えることが認知機能の良い刺激になると考えています。実際、私のクリニックで白内障手術を受けた認知症の患者でも手術の前は暴れて検査も難しかったのですが、手術を終え、見え方が改善すると、人が変わったような穏やかな性格になり、家族からも「元のおばあちゃんに戻った」と喜ばれたことがあります。

ちなみに、この患者は「見え方が悪いのでは？」と家族が心配し、いくつかの眼科を受診し白内障の診断は受けていたものの、「認知症で手術はできない」と言われ困り果てて私のクリニックに来ました。確かに検査や診察をするのも大変でしたが、手術は点滴で鎮静剤を使い、眠った状態で行いました。認知症の患者の白内障手術は難しく、全身麻酔が必要といわれますが、工夫次第では全身麻酔でなくとも十分手術可能と考えています。この患者も単に認知症が進んだ訳ではなく、白内障が進んで見えなくなってしまったために、不安で凶暴な性格になってしまっていたのではと思います。認知症が進んだからこそ、白内障の手術を考えてあげるべきだと感じられた経験でした。認知症で見えにくそうなとき、家族にはぜひ、眼科の受診を検討し、白内障があれば手術を考えてほしいと思います。

手術のリスクは白内障の進行とともに上がってしまう

私は見えにくくて不自由があるなら手術は先延ばしにしないほうがよいと考えています。それは、早いほうが残りの人生を良い見え方で有意義に過ごせるからということがいちばん大きいですが、これ以外にも、理由があります。それは、白内障は進行すればするほど、手術の難易度が上がり、手術のリスク＝合併症の発生率が上がってしまうという事実があるからです。

高度な現代の医療技術をもってしても手術の合併症を100％防ぐことはできません。これは手術時間が10分程度で終わり安全といわれている白内障手術も例外ではありません。もちろん、手術をする以上、そのようなことがないように万全の態勢で臨みますが、万が一、合併症が起こってしまうと、術中や術後に予定外の追加の処置が必要になることがあり、視力の改善に時間を要することや視力が低下してしまい、最悪、失明に至ることも可能性としてはゼロではありません。

白内障は80～90代の高齢になっても手術を受けることは可能ですが、白内障が進行すると、水晶体の濁りが強くなり、水晶体自体も硬くなるため、手術時間が長引くことや、手術による合併症が起こりやすくなります。

白内障手術の主な合併症は次のとおりです。

〈術中合併症〉

●後嚢破損　水晶体が入っている袋（水晶体嚢）の後面である〝後嚢〟が術中に損傷され破れる状態です。通常、眼内レンズを水晶体嚢の中に入れますが、後嚢破損が起こると、それが難しくなり、水晶体嚢の前の部分（前嚢）の上にレンズを乗せる〝嚢外固定〟という方法を取らなければならず、使えるレンズの種類が限られてしまいます。また、後嚢の破損部から、眼の奥の硝子体というゼリー状の内容物が眼の前のほうに出てくることがあり、この硝子体を切除する処置が必要になることもあります。白内障の濁りが多少、硝子体中に落ちるために術後には飛蚊症の症状が出てしまうことが多いですが、少量であれば自然軽快も期待できます。

後嚢破損とチン小帯断裂

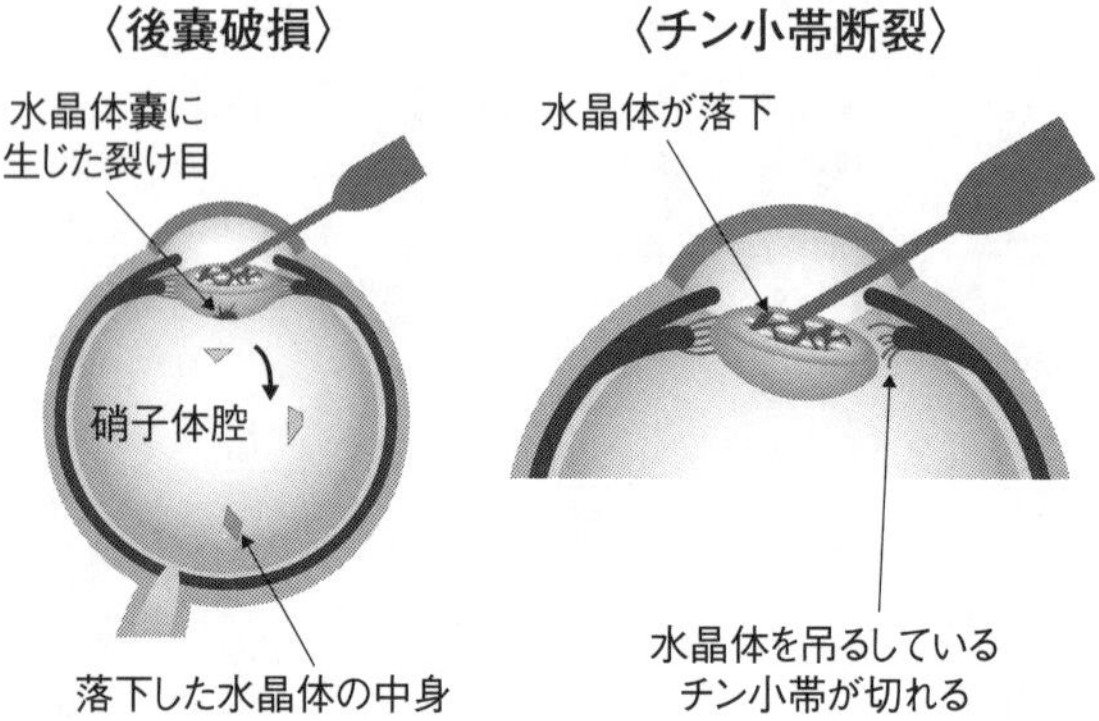

●チン小帯断裂　水晶体嚢を支え眼の壁に固定する線維状の組織である〝チン小帯〟がちぎれる状態です。アトピー患者や眼のケガの既往がある人などでもともと、弱い人もいますし、進行した白内障の手術操作で負担がかかると、チン小帯が切れて外れてしまうことがあります。一部であれば、水晶体嚢の中に細いリング（水晶体嚢拡張リング）を入れて補強する対応などであまり問題にはなりませんが、断裂の範囲が広いと、水晶体の奥にある硝子体が飛び出てきて硝子体の処理が必要になることや、全体的に断裂してしまうと、水晶体が眼の奥に落ちてしまい（水晶体落下）、眼の奥を触れる〝硝子体手術〟が必要

硝子体手術

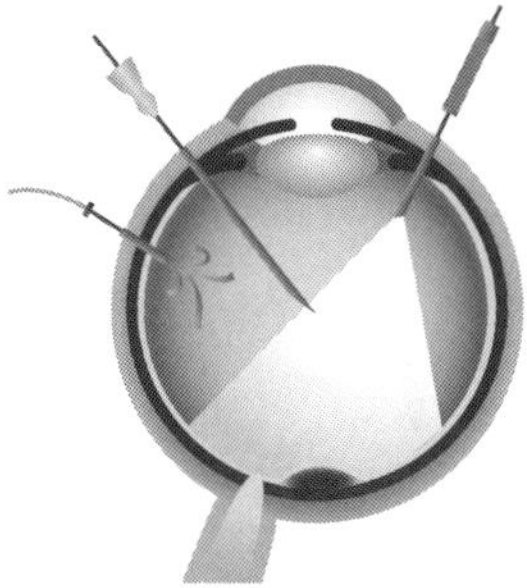

硝子体手術は、白目に３～４カ所穴を開け、眼内を照らすライトや眼球の形態を保つための液体の注入器具、硝子体や網膜を処置する器具を入れて行う。

になってしまうこともあります。

●水晶体落下　水晶体を完全に取り出す前に後嚢破損や広範囲のチン小帯断裂を起こし、水晶体の濁りが眼の奥に落ち込んでしまう状態です。小さな水晶体の破片であれば術後に自然吸収されることもありますが、ある程度の大きさの水晶体組織が硝子体中に落下すると、強い飛蚊症の症状や炎症を引き起こすことがあるため、硝子体手術で取り除く必要があります。後嚢破損で水晶体嚢の前の部分（前嚢）がきれいに残っていれば嚢外固定でレンズを入れることができますが、前嚢も損傷してしまった場合やチン小帯断裂の場合は、水晶体嚢が使えないため、レンズの支えを眼の壁（強膜）に固定してレンズを入れる〝強膜内固定〟という方法が必要になります。

●**駆逐性出血**　網膜の裏側の脈絡膜という組織から大出血を起こす状態です。眼の圧が急激に下がると出血しやすく、創口を大きく作る昔の白内障手術では時に起こっていましたが、現在の創口の小さな小切開白内障手術ではほとんど起こりません。しかし、起こると失明につながる重篤な合併症です。

〈術後合併症〉

●**眼内炎**　手術の際に眼の周りの細菌が眼の中に侵入し、強い炎症を起こす状態です。症状として、目やに、充血、眼の痛みに視力低下を伴います。手術翌日に起こることはほとんどなく、通常、術中に侵入した菌が増殖して術後3～4日目に症状や所見が表れることが多いのでこの頃が最も注意を要する時期です。軽度であれば、術後の点眼の回数を増やし、眼に抗菌薬の注射をするだけで治ることもありますが、眼の中の洗浄（前房洗浄）や硝子体手術が必要になることもあります。適切な時期に適切な処置をしないと高度の視力障害を残してしまったり、最悪は失明に至ることもありますので、術後に心配な症状があるときは早めに受診をするべきです。

●水疱性角膜症　角膜の透明性を保つ役割をもつ〝角膜内皮細胞〟が手術で侵襲を受けてしまい、角膜が濁ってしまう状態です。角膜内皮細胞は手術の侵襲で1割程度減少するとされており、通常の健康な角膜の人ではほとんど問題になりませんが、すでに何度か眼の手術を受けている人やもともと、角膜の病気で内皮細胞が少ない場合や進行した白内障で手術侵襲により内皮細胞が極端に減ってしまうと角膜の濁りのために視力が下がってしまうことがあり、改善のために角膜移植が必要になることもあります。

●黄斑浮腫　手術の侵襲により、網膜の中心部である黄斑に浮腫を起こす状態です。点眼や内服で改善することもありますが、なかなか改善しない場合は、ステロイド薬を眼の周りに注入する治療が必要になることもあります。

●**眼内レンズ偏位・落下**　手術のときに入れた眼内レンズが傾いてずれてしまったり（眼内レンズ偏位）、硝子体側に落ち込んでしまう（眼内レンズ落下）状態です。これも水晶体嚢を支えるチン小帯が外れることで起こってしまいますが、治療には手術で眼内レンズを取り出し、新たなレンズを眼の壁に固定する強膜内固定が必要になります。

他の眼の病気があるときの白内障手術の受け方は？

持病があると白内障手術が受けられないと思ってしまう人もいるかもしれません。しかし、ほかの病気があっても多くの場合は白内障手術を受けることは十分可能です。白内障と一緒に手術ができる病気もあれば、白内障の前に治療をしたほうがよい病気もありますので、どのように手術を受けるかはよく考える必要があります。

緑内障の場合

緑内障は眼の中の水である〝房水〟が溜まり眼圧が高くなることにより視野が欠けてくる病気で、房水の出口のある〝隅角〟が広くてもその先にある〝線維柱帯〟が目詰まりしている〝開放隅角緑内障〟と隅角が狭い〝閉塞隅角緑内障〟に分けられます。

隅角は角膜と虹彩とで構成されますが、虹彩の裏側には水晶体があり、白内障が進行すると、その厚みを増して虹彩を後ろから圧迫することがあり、白内障手術をすると、その圧迫が解除され、眼圧が下がる方向に働きます。隅角が狭いけれど視野が悪くなっていない〝狭隅角〟の人では、急に眼圧が上がる〝急性緑内障発作〟という病態を起こすリスクがありますが、このように白内障の手術を受けることで、そのリスクを回避できます。

ある程度進行し、点眼薬で進行を抑えられない緑内障は眼圧を下げる線維柱帯切除術などの手術をしなければなりませんが、白内障があれば白内障の手術も同時に行います。この手術は房水を眼の外の白眼（結膜）の下に流す通り道を作る手術で効果は大きいですが、バイパスから細菌の感染を起こしやすいというリスクを伴うため、適応は慎重に判断すべきです。

開放隅角タイプで初期から中期の緑内障であれば、白内障の手術のときに隅角の線維柱帯に小さなパイプを挿入して留置することで房水の流れを改善し眼圧を下げるiStent（アイステント）という器具が最近、開発されました。通常の白内障手術＋5～10分程度の時間で行え、極端に眼圧を下げることは難しいですが、術後に1割程度の眼圧の下降効果が期待でき、もともと使っていた緑内障点眼を減らすことも可能でとても良い治療だと感じています。緑内障のある人が術後に眼圧が下がり「緑内障の点眼薬は使わなくても大丈夫ですよ」と伝えると、「緑内障なのに点眼をしなくてよいのか?」と心配されますが、点眼薬を使うことが大事な訳ではなく、視神経に負担がない眼圧でいることが重要なので、手術で眼圧が良い値になれば問題ない訳です。ただし、経過で眼圧が上がってきたり、視野障害が進行すれば、また点眼薬を使わなければならないこともあります。

進行した緑内障では白内障があっても放置されてしまうことがあります。緑内障の影響が強く、白内障手術による視力の改善の期待が薄く、白内障手術は低侵襲の手術ではありますが、眼の機能の弱った進行緑内障患者の眼には負担になってしまい、残っていた視野がさらに減ってしまうこともあり、確かに適応は慎重に判断しなければなりません。しかし、白内障は進行すればするほど、手術での眼への負担は増えてしまいますので、白内障がかなり進行していよいよ手術しなければならないとなってからするより、ある程度の時期にあまり負担をかけずに手術をしておいたほうが長い目で見ると、メリットが上回ることも十分あるのではと感じています。

黄斑上膜　網膜の中心部の黄斑の上に余分な膜が生じた状態で、症状としてゆがみを生じます。治療は硝子体手術でその余分な膜を剥がします。黄斑上膜は意外と多く白内障と一緒に存在することがありますが、ゆがみを感じ、明らかに黄斑上膜の影響が強い場合は通常、白内障と一緒に手術を行います。硝子体手術は若干大きな手術になりますので、軽度の黄斑上膜であまりゆがみの自覚症状もないような場合、まず白内障手術だけ行い、術後に視力の改善が乏しいときや白内障がなくなりゆがみの自覚が強くなった時は、あとから硝子体手術を行うという手順でもまったく問題はありません。

翼状片　白目（結膜）の組織が異常増殖し黒目（角膜）の表面に侵入してしまう病気です。治療は翼状片を角膜から剥がし、切除して、きれいな結膜で角膜の縁を覆う手術になります。翼状片は大きくなると、角膜を引っ張る力が強くなり、角膜がゆがんでしまうため〝乱視〟を引き起こし、乱視が強くなると手術の適応になります。乱視が強くない小さな翼状片であれば、白内障と同時に手術してしまうこともありますが、大きな翼状片では術後に角膜のカーブが変化し、眼内レンズの度数計算に影響を与えてしまう恐れがあります。そのため、まずは翼状片の手術を先に行い、1カ月程度経って眼の状態が落ちついてから眼内レンズ計算の検査を行い、白内障手術を行うほうがよりよい経過につながると考えています。

眼瞼下垂　上まぶたが下がっている状態が眼瞼下垂で、治すにはまぶたを持ち上げる筋肉である〝眼瞼挙筋〟を縫い縮めるような手術が必要です。眼瞼下垂も年齢で多くなる病気なので白内障も眼瞼下垂もある人は多いのではと思います。白内障の見えにくさがあると、こちらを優先しがちですが、ある程度、強い眼瞼下垂がある場合、先に眼瞼下垂の治療をすることが望ましいです。その理由は先に述べた翼状片と同様で、下がったまぶたによって角膜が圧迫されていることがあり、眼瞼下垂の手術でまぶたが上がると、角膜のカーブが変化して眼内レンズ度数の計算に影響が出ることがあるからです。他院で白内障の手術を受けたあとに眼瞼下垂の手術を受けたら見え方が変わってしまったと眼内レンズの入れ換えを希望してきた患者も何人かいます。私は白内障手術を年間１０００件、眼瞼下垂手術も３００件ほどしていますので、白内障と眼瞼下垂の手術の順序はとても気にしています。両方の手術をする医師はあまり多くはなく、それほど気にされないことなのかもしれませんが、とても大切なことだと思います。ただし、眼瞼下垂のなかでもまぶたの皮膚が弛むだけの〝眼瞼皮膚弛緩（偽眼瞼下垂）〟は角膜にはほとんど影響がないため、白内障のあとに手術をしてもまったく問題ないかと考えます。

硝子体手術について

黄斑上膜やその前の術中合併症で触れた〝硝子体手術〟は眼の奥の硝子体や網膜の病気を治すための手術です。角膜の脇３㎜ほどの位置に直径約０・５㎜の器具を眼の中に入れるポートを４カ所設置し、眼の中をライトで照らし、手術用の水を注入しながら、硝子体を切除し、病気の元となる部分を処理する手術になります。

この硝子体手術を行うには、硝子体専用手術器械や眼の奥の硝子体まで観察できる専用の顕微鏡などの設備が必要になり、開業医で行っている施設は多くはありませんが、私は開業当初から導入し、黄斑上膜や硝子体出血、網膜剥離、眼内レンズ偏位・落下などの治療を行っています。白内障の手術のときに水晶体核落下などの合併症が起こったときのために硝子体手術をできる設備を整え、さらに術中に網膜の断面を観察できるＯＣＴ機能付きの３Ｄ顕微鏡も導入しましたが、幸い、開業3年半で今のところ白内障手術のときには出番を迎えていません。しかし、合併症はいつ起こるか分かりませんので、準備は大切だと思っていますし、そのときにはできる限りの対応をすることが手術する者の責任だと思っています。

黄斑上膜や網膜剥離などで硝子体手術をするときに、50代以降では白内障があまり進行していなくても基本的には同時に白内障手術も行っています。白内障の症状があまり出ていなければ、その必要性に疑問をもたれることもありますが、50代以降は多かれ少なかれ白内障は存在していますし、白内障の症状が出ている水晶体があるままより眼内レンズにしたほうが、周りの部分の硝子体をしっかり切除することができるので、より安全な硝子体手術ができると考えています。また、水晶体を残して行った硝子体手術後は白内障が進行しやすくなるため、遅かれ早かれ白内障手術が必要になります。そうであれば、より安全な硝子体手術を行うほうがメリットが大きいと考えています。

ちなみに、硝子体手術は大学病院などでは1～2週間程度の入院で行っている施設が多いと思います。私のクリニックでは、硝子体手術も他の手術同様に日帰りで行っていますが、大きな問題はありません。

後発白内障は、本当の白内障ではない

後発白内障というと〝白内障〟という言葉があるため、「白内障は再発するのか？」と思うかもしれませんが、本来の白内障は水晶体が濁る状態で、白内障の手術では、その水晶体を取り除いてしまいますので、本当の白内障の症状が再度、出てくることはありません。また、「眼内レンズが濁るのか？」と思うかもしれませんが、現在、使われている眼内レンズは半永久的に濁らないとされている素材でできており、新たに入れた眼内レンズそのものが濁る状態でもありません。では、何が濁るかというと、眼内レンズを入れるために残した水晶体嚢の一部で眼内レンズの裏側の部分の〝後嚢〟が濁り見えにくさを来すのが後発白内障です。

白内障の手術では濁った水晶体を取り除きますが、細胞レベルですべて取り除くことが

できる訳ではありません。どうしても多少の水晶体の細胞が水晶体嚢に残り、これが術後に増殖してしまうのが後発白内障の原因です。

「せっかく手術をしたのに、また手術しないといけないのか？」と不安になるかもしれませんが、もうその必要はありません。後発白内障は、ＹＡＧレーザーと呼ばれるレーザーを外から当てるだけで治療できます。

痛みもなく、数分の治療で完治しますし、もちろんレーザーを当てても、基本的には白内障手術で入れた眼内レンズには何の支障も出ません。ただ、濁りをレーザーで飛ばすので、しばらく、飛蚊症の症状が出ますが、1カ月程度で消えることが多いです。なお、後発白内障の治療は、白内障の手術を行っている医療機関であればほとんどのところで受けられるかと思います。後発白内障は多かれ少なかれ、誰にでも起こりますが、濁りが強くなりＹＡＧレーザーを必要とする後発白内障は全体の10～20％程度といわれています。

白内障手術を受けるまでの流れ

白内障の手術は10分程度の短い時間で終わりますが、初診で来院してすぐその場で手術を行えるものでもないですし、手術をしたらすぐ通院がいらなくなるものでもありません。白内障手術の適応という診断から手術に必要な眼内レンズを決定する検査、手術についての説明（インフォームドコンセント）といったプロセスを踏んだあと、実際の手術を受け、術後もしばらくは定期的な通院で問題ないかをチェックする必要があります。

以下、当院での初診時から手術を受け、その後の通院までについての治療の流れを説明します。

〈初診時〉

今まで述べてきた通り、見えにくさはいろいろな病気が原因になりますので、まず、白内障によって見えにくくなっているのかどうか、白内障がその原因であれば手術をしたほうがよいかどうかを判断しなければなりません。視力検査や眼圧測定は必ず行いますが、必要に応じて、視野の欠損をみる視野検査や黄斑部をみるＯＣＴ検査などの眼科検査も行います。診察では水晶体の状態はもちろん、角膜や網膜、視神経にわたる眼全体を評価し、症状の原因がどこにあるのかを判断します。一度の診察では特定できなかったり、ほかの疾患の存在が疑われる場合には後日、追加の検査が必要になることもあります。その結果、白内障が見えにくい症状の原因であると判断されれば、次は手術を受けるかどうかを考える必要があります。白内障は良性疾患で、必ず手術をしないといけない病気ではありませんので、手術を受けるかどうかを最終的に決めるのは患者の意思になります。ただ、「白内障がありますね。手術しますか？　どうしますか？」と言われても困ると思いますので、白内障の進行度や白内障以外の眼の状態、また、患者の症状や生活への支障の出具合などから手術をしたほうがよいかどうかについて、「もう手術したほうがよいと思います」「まだ手術しなくてもよいのでは」といった私自身の考えを必ず伝えるようにしています。ご自身でも白内障かな？と疑って来院された方はすぐに決断できると思いますが、思ってもみなかった患者にとっては急に決断できないこともあると思います。手術を受けるかどうかはその場で決めないといけないことはまったくありませんので、悩む場合は時間をかけて考えて決めたらよいかと思います。ただ、かなり進行した白内障、急性緑内障発作を起こしやすそうな眼、チン小帯が弱く水晶体が揺れているような眼などではあまり手術を先にすべきではありませんので、早めの手術を勧めることもあります。

〈術前検査〉

術前検査は体の検査と眼の検査があります。短時間とはいえ、手術は手術ですので、安全に行えるように心電図検査や採血検査で腎機能や肝機能、血糖値、感染症の有無などをチェックします。眼の検査では、眼内レンズ度数計算に必要な角膜のカーブの強さ（角膜屈折力）と眼の長さ（眼軸長）の測定などの検査を行います。この検査のときには、普段、コンタクトレンズを使用していると、角膜の表面に影響が出て、不正確な値になってしまうため、ハードレンズは1週間以上、ソフトレンズは3日以上使用を控えて検査を受ける必要があります。また、通常は一度の検査で十分ですが、眼の状態が不安定であったり、特殊な形状をしている場合は日を変えて複数回の検査を行うこともあります。

そして、この結果を基に、まず専門のスタッフ（視能訓練士）が時間をかけて眼内レンズの種類とそれぞれのメリットとデメリットなどの特徴を説明し、患者から見え方の希望や普段の生活スタイル、仕事、趣味などについてヒアリングし、どのようなタイプの眼内レンズがよいか、どのような位置に焦点を合わせるのがよいか提案します。その後、同じ日もしくは後日、私から手術についての説明、最終的にどのような眼内レンズにするかの確認、決定を行います。もちろん、この段階でもまだ眼内レンズをどうするか決断がつかないこともあるかもしれませんが、それが決められないと手術が行えませんし、何よりとても大切なことなので納得がいくまで考えて決めるべきです。眼内レンズや手術についての説明の時は、分からないことや心配なことは遠慮なく質問することが非常に重要です。もちろん、すべてのことが手術する前から分かる訳ではありませんが、可能な限りの答えを伝えることが我々の義務だと思っています。

また、術後に乱視が残りそうな患者には乱視を矯正する〝トーリックレンズ〟を使う必要があります。術前に乱視を気にしている患者も多いですが、乱視は角膜と水晶体からでき、手術では水晶体を取り除いてしまうので、問題になるのは〝角膜乱視〟の有無です。元々、乱視を感じているからといって、必ずしもトーリックレンズが必要という訳ではなく、角膜乱視が強い場合にトーリックレンズが必要になります。逆に術前に乱視の自覚がなくとも、角膜乱視があればトーリックレンズが必要になることもあります。

〈手術3日前から〉

手術の3日前から抗菌薬と抗炎症薬の点眼を1日3回することで、眼の周りに存在する細菌を減らし、感染症や術後の炎症を起こしにくい状態に保ち手術に備えます。

〈手術当日、手術までの準備〉

手術開始予定時間の30分前に来院してもらい、瞳孔を開く点眼をつけて手術の準備をします。手術室では手術用の椅子をリクライニングさせ仰向けの状態になり、患者の名前や手術する眼の確認をします。間違えるはずがないと思うかもしれませんが、ごくまれに手術する眼の左右の間違いが国内でも報告されており、絶対にあってはならないことなので徹底した確認をしています。その後、眼の周りを消毒、顔に布をかけ、医療用のテープでまつ毛を押さえ、〝開瞼器〟というバネのような器具で眼を開き、点眼麻酔をし、最後にもう一度、眼の表面を消毒液で洗います。この時点で眼の周りが〝清潔な状態〟になっていますので、これ以降は自分の手で眼の周りを触ることはできません。手術の時に眼を開けていられるか心配という声もよく聞きますが、器具で強制的にまぶたを開いて手術をしますので、自分でずっと意識して開ける必要はありません。そして、いよいよ手術が始まります。

〈実際の手術〉

手術の大まかな手順は、切開創の作製→前嚢切開→水晶体核を超音波で破砕吸引→皮質吸引→眼内レンズ挿入→洗浄・創口閉鎖というステップで行います。

切開創の作製　まずは薬剤や器具を入れるために角膜と結膜の境に1㎜ほど切開創を1〜2カ所と超音波の器械を入れるためのメインの創口を約2・4㎜の大きさで作ります。

前嚢切開　水晶体の周りの透明な膜である水晶体嚢の前面（前嚢）を丸く切り抜きます。レンズの縁をしっかり覆う適切な大きさで連続的に円形に切り抜くことが、その後の手術操作にも、後々の眼内レンズの安定性にも非常に重要な要素とされています。この操作は英語でContinuous Curvilinear Capsulorhexisと訳され、頭文字を取ってＣＣＣと呼ばれます。

超音波装置による核処理　水晶体はある程度の硬さがあるため、単純に吸い出すことはできません。では、どのように濁った水晶体核を取り除くかというと、前嚢切開した部分を通し、金属製のチップの先端を超音波で高速かつ小刻みに振動させ、水晶体を砕きながら吸引する器械を使い、水晶体核を取り除きます。この時に重要なことは、水晶体嚢を傷つけずに水晶体核を取り除くことです。もし、水晶体嚢の後面の部分（後嚢）が破れてしまうと（後嚢破損、破嚢）、水晶体の奥にある硝子体という線維状の組織が出てきてしまい、それを切除する操作が必要になり、また、眼内レンズを水晶体嚢の中に入れることが難しくなり、場合によっては予定の眼内レンズが使えなくなってしまうこともあります。

皮質吸引　核を処理した後には〝皮質〟という柔らかい濁りが残りますが、これは〝Ｉ／Ａ〟という吸引の器械で吸い取ることが可能です。この時に、後嚢をなるべくきれいに磨き、水晶体の細胞を残さないことで後発白内障を起こしにくくすることが大切だと思っています。超音波による核処理もＩ／Ａによる皮質処理も吸い込みだけでは眼の中が虚脱してしまうので、吸うだけではなく、同時に水を眼の中に流すような構造の器械になっています。そのため、器械を眼の中に入れる時に水流によって急に眼の中の圧が上がると、眼が重いと感じたり、時に痛みとして感じる方もいます。

眼内レンズ挿入　水晶体の濁りがきれいに取り除ければ、次はいよいよ眼内レンズを眼の中に挿入します。単に眼の中に入れる訳ではなく、水晶体嚢の中にきれいに収めることが大切です。ちなみに、眼内レンズの実際のレンズ部分である光学部の直径は約６㎜のものが多いですが、このレンズが２・４㎜の創口から入るのは、インジェクターというレンズを折り畳んで眼の中に入れるための器具を使うことで可能になっています。

前房洗浄・創口閉鎖　最後に眼の中（前房）を洗浄し、創口を閉じて手術は終了です。創口を閉じると言っても、通常は自然と閉じる〝自己閉鎖〟する創を作るため縫うことはほとんどありません。

手術の時に「眼を動かしてはいけない」と心配される方もいますが、絶対に動かしてはいけないということはありません。ただ、あまり動かさずに正面を向いていたほうが手術はしやすいので、眩しい顕微鏡の光をぼうっと眺めるようにしているとよいかと思います。また、何かつらい時や咳が出そうな時などは急に顔や体を動かすとよくないこともありますので、声に出して伝えてください。

眼内レンズや超音波手術装置が開発される前の時代の白内障手術は、約1㎝の傷口を作り、濁った水晶体をそのまま水晶体嚢ごと取り出す〝水晶体全摘術〟が行われ、その後、前嚢切開が発明されると、水晶体嚢は残し、水晶体の濁りのみを取り出す〝嚢外摘出術〟という方法が行われるようになりましたが、この方法でも傷口はやはり1㎝程度必要です。超音波での白内障手術が開発されると、傷口はずっと小さくて済むようになりますが、以前の眼内レンズは大きさが６㎜で硬いレンズだったため、創口は６㎜必要でした。その後、アクリルやシリコン製の柔らかく折り畳むことができる眼内レンズが開発され、創口は３㎜以下で済むようになり、現在では超音波装置やレンズを挿入する器具（インジェクター）の進歩により２㎜ほどの創口でもレンズの挿入が可能となり、〝小切開白内障手術〟といわれ、ほとんどの白内障がこの方法で行われています。ただし、現在でも水晶体の支えが弱くなってしまった眼や極端に進行した白内障では水晶体全摘術や嚢外摘出術を行わねばならないケースもまれにあります（超音波手術から途中で移行することもあります）。

〈手術終了後〉

手術が終わった後は、眼に眼帯もしくは保護眼鏡をつけてから手術室の隣のリカバリー室に移ります。ここで休むことができますが、「大丈夫」とほとんど休むことなくそのまま自宅へ帰る方がずっと多いです。帰宅後は少し安静に過ごしたほうが安心ですが、横になってじっとして寝ているような安静は必要ありません。眼には傷を作って手術していますので、多少の痛みや異物感を感じることはありますが、処方された痛み止めで十分凌げる程度です。

〈手術翌日以降〉

手術翌日は必ず診察があり、視力や眼圧の測定、眼の中の炎症の程度、眼内レンズがきちんと収まっているかなどのチェックを行います。この日から、術後の点眼を通常、3種類（抗菌薬、非ステロイド抗炎症薬、ステロイド薬）と抗菌薬の飲み薬を処方します。

通常、手術翌日から視力の改善を得られることが多いですが、進行した白内障や小瞳孔の眼など、いわゆる難症例の白内障の方では、術後の炎症が強く出てしまい、術直後は視力が出にくく、場合によっては術前よりも見えにくい状態のこともあります。そのような状況では心配になってしまうと思いますが、手術の侵襲による炎症は通常、少しずつ時間をかけて治まりますので、見え方で一喜一憂するのではなく、しっかり点眼を使い改善を待つ必要があります。炎症の程度によっては点眼の回数を通常より多くするよう指示することもあります。術後は眼圧が上昇することもあり、眼圧を下げる点眼や内服を処方することもありますが、眼圧の上昇は一時的で薬をずっと継続する必要はないことがほとんどです。また、他の病気で術前に使っていた点眼は通常、術後はいったん、中止してもらいます。緑内障で使われるプロスタグランジン製剤（ＰＧ剤）という種類の点眼は炎症を悪化させる恐れがあり、術直後は使うべきでないとされています。状況に応じて必要な点眼を処方しますので、医師の指示に従ってください。

手術が無事終わり、翌日の診察でも経過が問題なければ、一安心ではありますが、術後の感染症は翌日にすぐ現れるものではなく、手術の時に眼の中に侵入した細菌が徐々に増え、術後４日前後で発症することが多いとされています。そのため、翌日の後はその３～４日後に診察し、問題なければ、次はその２週間後、１カ月後、３カ月後と間隔を開けて、１年程度の経過観察を行います。

必要な期間、感染予防と炎症を抑えるために術後の点眼を忘れずに使用することや経過観察の通院は当然重要ですが、目脂や充血、痛みが出るなど、何かおかしいと感じたら、すぐに連絡をして必要があれば予定外でも早めに受診してもらうこともとても大切なことです。

白内障手術は日帰りが主流で、入院が必要なケースは滅多にありません。翌日の診察は不可欠なので、体が不自由などの理由で術後に眼帯をしたままで自宅との往復が難しい場合は検討することもありますが、手術直後のトラブルを懸念しての入院措置の必要性はまずないと考えています。

私のクリニックでは手術後に緊急連絡先を伝えており、万一の異常に対応できるようにしていますが、今までに白内障手術を受けた人から当日の夜に連絡が入ったことはめったにありません。

しかし万一の備えに、手術を受けた医療機関に時間外の問い合わせ先を聞いておくのが良いと思います。

機械によるサポートも進化

ここ10年の間に、手術をサポートする技術は目覚ましい進歩を遂げており、より高精度な手術を可能にしています。

例えば、CALLISTO eyeと呼ばれる機械は眼を切開する位置やＣＣＣの大きさ、眼内レンズをどの向きに入れれば良いのかを手術中リアルタイムに表示し、スムーズかつ正確な手術のアシストをしてくれます。

特に、決まった角度に正確に入れなければならない乱視矯正機能つきの眼内レンズの挿入時に、CALLISTO eyeは非常に役立ちます。手作業では細心の注意を払っても誤差が出やすいのですが、CALLISTO eyeは術前の検査で測定した乱視のデータをもとに、この角度に入れるように、と術野に表示してくれるので、より正確に軸を合わせることができるのです。

もちろん、すべて機械任せという訳ではありません。機械が高精度であればあるほど、それを操作する医師にも相応の知識と技術が求められます。医師に十分な経験とそれにより培われた技量があって初めて、こうした機械が使いこなせることはいうまでもありません。

また、私のクリニックでは３Ｄ顕微鏡を導入し、写真のような大画面モニターを見ながら手術を行っています。どんな手術にもいえることですが、術野（手術をしている部位）は詳細に見えるに越したことはありません。

眼科の手術の一般的なスタイルは、術者が顕微鏡を覗き込みながら行うものです。私も開業後はしばらくこの方法で手術をしていたのですが、より良い手術を求めるうえでZEISS社のARTEVO 800 OCTという３Ｄ顕微鏡を導入しました。

私のクリニックの３Ｄ顕微鏡では65型の大型モニターに術野を映し出し、私は３Ｄ眼鏡をかけてその画面を見ながら手術を行います。この３Ｄ顕微鏡のメリットは、より立体感を感じやすく、奥行きが分かりやすいことでより安全な手術が可能になります。また、モニターに映す術野の像のデジタル処理が行えるので従来の顕微鏡よりも少ない光量で手術をすることができ、患者の眩しさによる苦痛をだいぶ減らすことができます。私は通常の白内障手術であれば以前の３分の1程度の光量で手術を行っています。光量を減らすことで、網膜の光障害を防ぐ効果も期待されています。そして、もう一つ、顕微鏡を覗かなく

3D顕微鏡での手術

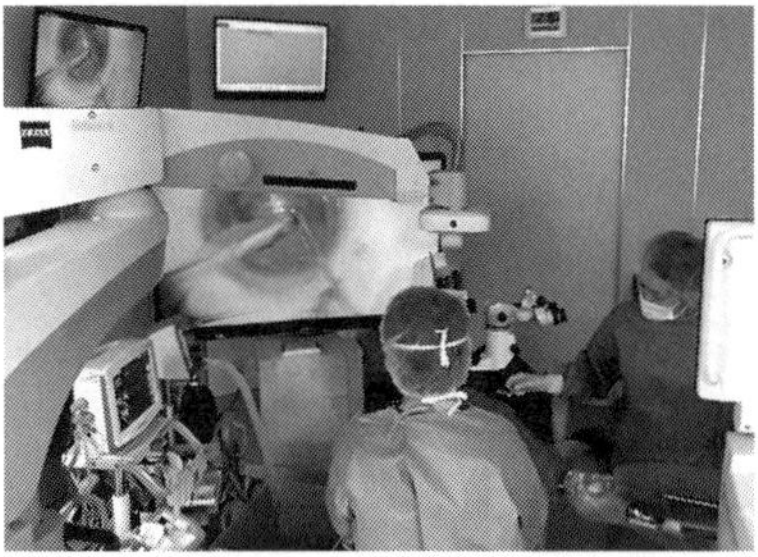

て済み、自由に楽な姿勢で手術をすることができるので、私自身の体の負担も少なく手術できるようになりました。私の負担は患者には関係ないと思うかもしれませんが、１日10件以上、時間にして4～5時間手術をし続けるうえで、私がよいコンディションで集中力を保ち手術を行えることはより安全で正確な手術につながり、患者の利益に大きく関係すると思っています。ただ、欠点としては、３Ｄ顕微鏡はかなり高価で通常の顕微鏡の倍くらいの価格ですが、この高価な顕微鏡を使っても従来の顕微鏡を使っても手術の費用は同じなので単にクリニックの負担が増えてしまうことです。しかし、３Ｄ顕微鏡は患者にも術者にも優しい顕微鏡で大きなメリットをもたらすものだと思い、この顕微鏡で手術を行うことを決めました。

多くの眼科医にはモニターを見ながらの手術には抵抗があるかもしれませんが、私はスムーズに３Ｄ顕微鏡での手術を導入できました。これには、私がかつて在籍していた消化器外科での経験が活きていると感じます。外科時代は内視鏡や腹腔鏡手術などはモニターを見ながら行っていましたので、画面を見ながらの手術には全く違和感を抱かず、３Ｄ顕微鏡を眼科の手術に取り入れることができたのです。眼科では顕微鏡をのぞく手術が主流ですが、医療界全体では独特な手術で、もしかすると今後は３Ｄ顕微鏡が主流になるかもしれません。

レーザー白内障手術＝いい手術とは限らない

10年ほど前から、白内障手術にレーザーを導入する施設が少しずつ増えてきました。フェムトセカンドレーザーという１０００兆分の1秒という短い時間で照射できるレーザー装置を使い、角膜の切開やＣＣＣの作製、水晶体の分割等をレーザーで行ない、手術をしやすくするのがレーザー白内障手術です。

すべて手で行う従来の〝マニュアル式〟の手術と比べ、レーザーによって正確な切開ができ、水晶体の粉砕をすることで超音波での破砕吸引が容易になり、より安全な手術ができるとされています。

ただし、レーザー白内障手術は公的保険の適用外で、原則的に自由診療扱いの多焦点眼内レンズを入れる手術のみで使われるため手術費用は高額になり、これほどの対価を払うだけのメリットがあるかどうかはよく考える必要があります。

例えば、レーザーなら前嚢（水晶体が入っている袋の前側）を切開する際にきれいな円形になるといわれていますが、実はレーザーの場合は線状に切るのではなく、拡大すると切手の目打ち（切り離すための点線）のように細かい穴を開けていくようなイメージなので、切り口が必ずしもなめらかになるとは限らないのです。急いで切手をシートから切り離したら、誤って目打ち以外のところが破れてしまったというようなことが、前嚢で起こらないともいえません。

また、レーザー照射時には眼にカップ状の器具をかぶせるのですが、その際眼圧が上がって眼に良くない影響を与えるリスクもあります。

成熟白内障や過熟白内障のような進行例では、前嚢の切開や水晶体の破砕が困難なこともあるのでレーザー白内障手術が有用な場合もありますし、素晴らしい技術ではあると思います。しかし、そもそもレーザー白内障手術は使用するレンズの種類にかかわらず、保険診療が適応になる手技ではありませんので、このような難症例でもマニュアルで手術できる技術は必要です。実際、私自身はこの方法でまったく問題なく手術できると思っているので、必ずしもレーザー白内障手術が優れている訳ではないと考えています。

眼内レンズには「単焦点」と「多焦点」がある

白内障手術で挿入する眼内レンズの基本構造は、直径約6㎜、厚さ約1㎜の円形のレンズ部分（光学部）とそのレンズを眼内に固定させる支え（支持部）の、2つのパーツから成り立っています。眼内レンズは異なる素材の光学部と支持部を組み合わせた3ピースレンズが最初に開発されましたが、現在は光学部と支持部が1枚の連続的な素材から作られる1ピースレンズが主流となっています。

眼内レンズ（1ピースレンズ）

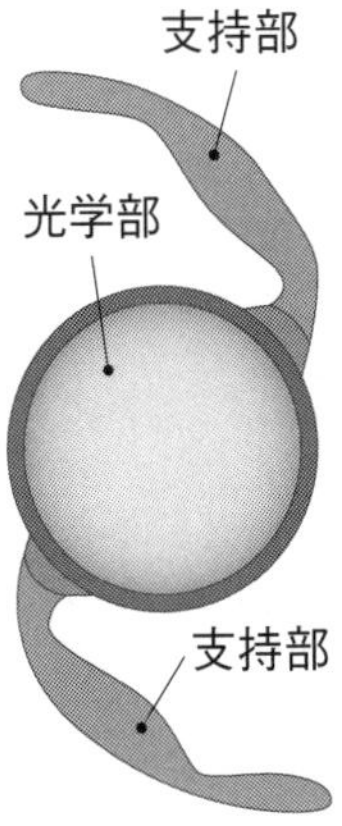

実際の水晶体は直径約10㎜、厚さ約5㎜なので、眼内レンズになると一回りコンパクトになるイメージです。白内障の手術をすると緑内障の予防ができるのは、人工の眼内レンズのほうが水晶体よりも小ぶりで薄い分、眼角への圧迫が減り眼圧を下げる方向に働くからです。

素材は柔らかいアクリルやシリコンで、手術の際、インジェクターという器具を使って折り畳んで眼の中に入れることができます。切開が2㎜程度と小さくて済むのもこのためです。

小さくてスリムながら、水晶体の代わりとなって半永久的に役目を果たしてくれる眼内レンズですが、弱点もあります。

健康な水晶体は、それ自体の厚みを変えることで、見るものによってピントを合わせるオートフォーカス機能を備えていますが、眼内レンズは新品であっても、そのような機能はありません。あらかじめ決められた距離にしか、ピントが合わないのです。

眼内レンズは、かつては合う焦点（距離）が1つのみの単焦点眼内レンズしかありませんでしたが、約20年ほど前から複数の距離に焦点が合う多焦点眼内レンズが登場しています。昨今はさらに付加価値がつくタイプなどバリエーションが増えていますが、基本的には単焦点眼内レンズと多焦点眼内レンズに大別されます。

単焦点眼内レンズは、ピントの合う距離が1つのみですので、例えば30㎝の距離のものがよく見えるような眼内レンズにすると、手元での読み書きにはよいかもしれませんが、運転時の道路標識や室内で離れた距離のテレビはぼやけてしまいますし、パソコン作業なども若干見えにくくなります。

一方、2〜3m先がよく見えるような眼内レンズにすると、家でテレビを見るときくらいの距離であればよく見えるようになりますが、スマホにはピントが合いません。

このように単焦点眼内レンズは裸眼で見たい距離を決め、それ以外の距離では眼鏡を使用することが前提になります。ピントが合わない距離のものを見るときには眼鏡でピント合わせをするという訳です。

一方、多焦点眼内レンズは合う焦点の数や焦点の作り方によって2焦点、3焦点、焦点拡張型などがあります。近年は5焦点の眼内レンズも登場しています。

今まで、遠近両用のコンタクトレンズをつけたことがある人は、そのコンタクトレンズが眼の中に入ったようなものと思っていただければ、多焦点眼内レンズの見え方がイメージしやすいかもしれません。2焦点であれば遠くと近く、3焦点であればその間の距離にもピントが合うよう作られています。

構造（模試図）

単焦点眼内レンズ

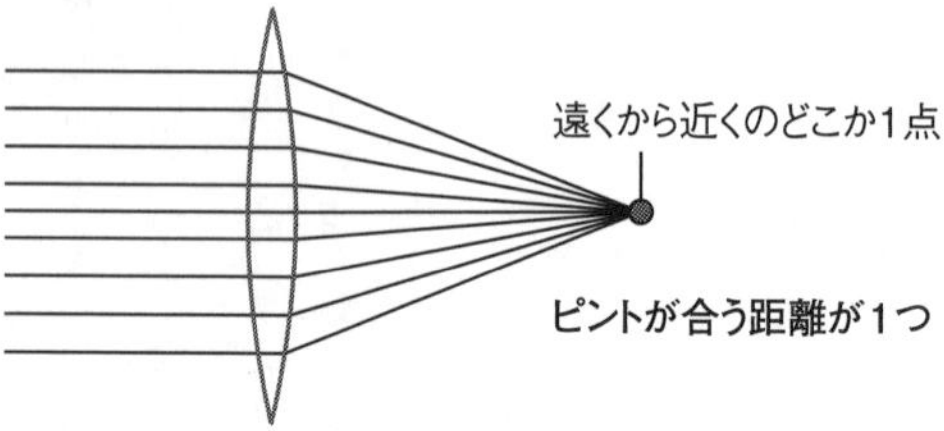

多焦点眼内レンズ
（2焦点の場合）

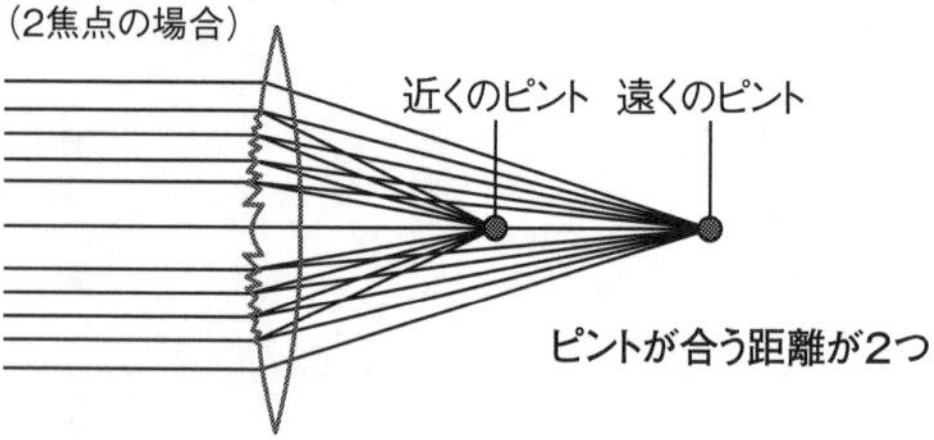

手術後のイメージ

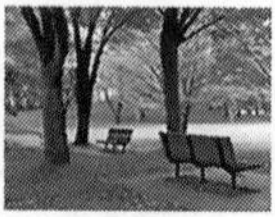 遠方∞	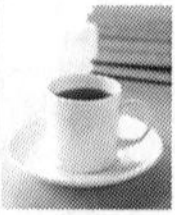 中間	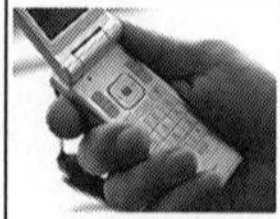 近方30cm	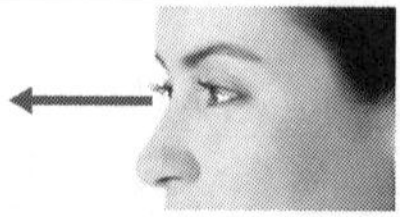	
			遠くのピント	単焦点眼内レンズ
			近くのピント	
			遠くと近くのピント（※）	多焦点眼内レンズ

※多焦点眼内レンズは2焦点であれば近くと遠く、3焦点であれば中間距離にもピントが合う設計になっていますが、自由にピントを変えることができる若い頃の見え方とは異なり、設計された焦点と焦点の中間距離はピントが合いにくい場合があります。

また、遠近両用眼鏡は、眼内レンズの上部が遠方、下部が近方と分かれているため、眼を上下に動かす必要がありますが、眼内レンズではそのような動作は不要です。遠くのものは眼を上のほうに向けないと見えないなどということはなく、見たいものにまっすぐ目を向ければ、それが遠くであろうと近くであろうとピントが合う構造になっています。

眼内レンズの種類で手術費用が異なる

現在の日本の保険制度では、単焦点眼内レンズによる白内障手術は保険診療で行えます。眼内レンズ代や手術代その他の治療費すべてに国民健康保険や企業の被雇用者保険、後期高齢者医療制度などの公的保険が適用されるということです。自己負担率は、加入している保険によって異なります。

一方、多焦点眼内レンズによる白内障手術は公的保険が適用されませんが、厚生労働省が定める選定療養の対象となっています。選定療養とは、保険適用外の治療を保険適用の治療と併せて受けることができる制度で、白内障の場合、多焦点眼内レンズ代（正確には単焦点レンズとの差額分）と、多焦点眼内レンズを使用するにあたって追加される手術前

眼内レンズの種類と手術費用

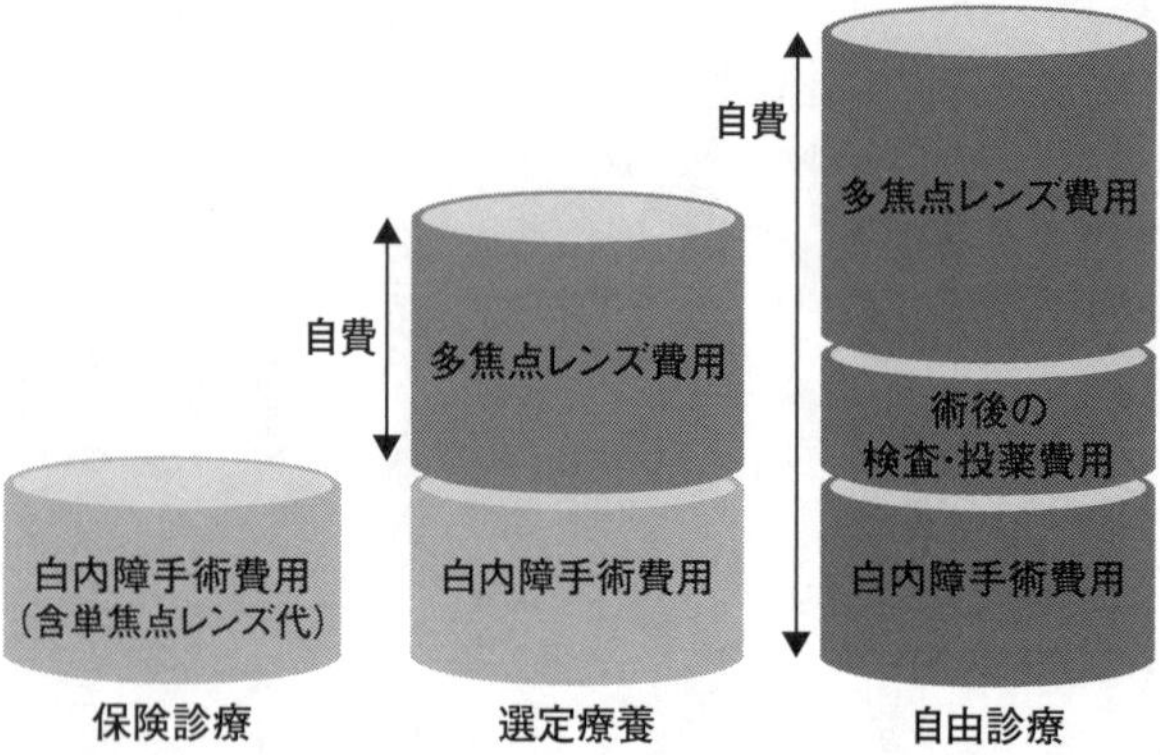

後の特殊な検査代は自費となりますが、白内障手術そのものの費用やその他の診察、検査、麻酔、投薬には公的保険が適用されます。

ただし、対象は国内で認可されている眼内レンズのみで、認可外の眼内レンズを海外から医療機関が直輸入するなどで使用する場合は、眼内レンズ代、手術代、術後の診察代とすべて自費の自由診療になります。

また、認可されている多焦点眼内レンズであっても、レーザー白内障手術を行うなどの理由で自由診療で手術を行う施設もあります。

なお、民間の医療保険に入っている場合、契約条件にもよりますが、保険金支払いの対象になる場合もあります。

多焦点眼内レンズは「いいことずくめ」とは限らない

単焦点眼内レンズと多焦点眼内レンズ、健康な水晶体により近いのはどちらか?といえば、多焦点眼内レンズのほうに軍配が上がるかと思います。日常生活のなかで私たちはさまざまな距離のものを見ている訳ですから、焦点の合う数が多いほうが便利であることは明らかです。車の運転で遠方の標識と近くのカーナビを楽に見たい人や音楽で指揮者と楽譜を見たい人、ゴルフで打ったボールとスコアカードを見たい人など、遠近にスピーディに視線を動かす必要がある人なら、多焦点眼内レンズがより便利な見え方をもたらしてくれると思います。

しかし、多焦点眼内レンズがすべての面で単焦点眼内レンズに優っている訳ではなく、多焦点眼内レンズを使ううえで事前に知っておかなければならない特性があります。人によって気になるかならないかは差があるのですが、もし気になると見え方を悪くしてしまう要因になるので注意が必要です。

その一つがコントラスト感度の低下です。コントラスト感度はくっきり見える度合といわれることもあります。

私たちはものを見るとき、明暗や濃淡の差が大きいほどくっきりとし見やすくなります。単焦点眼内レンズでは眼に入る100%の光を焦点の合う位置に集めて見ることになります。一方、多焦点眼内レンズではそのレンズ構造により光のロスが10%程度生じ、さらに光を分けるぶん、焦点一つあたりの光量は少なくなってしまいます。このため、はっきり度合がやや落ちてしまうのです。当然、眼に入ってくる光の全体量が少なくなるとよりコントラストが下がりますので、明るい場所では不便を感じなくとも、暗いところでは見えにくく感じることもあります。

このコントラスト感度の低下により、なんとなく見えにくい、かすむような見え方は〝waxy vision（ワクシービジョン）〟といわれます。特に眼の病気があり網膜や視神経の機能が低下していると、ワクシービジョンがより強く出て見えにくさにつながることがあります。また、網膜や視神経の機能は個人差があるので、明らかな眼の病気がない人でもワクシービジョンを強く感じてしまう可能性もまれにあります。

そして、もう一つ、多焦点眼内レンズで必ず見られる副症状が光がおかしく見える〝異

ハロー・グレアの見え方

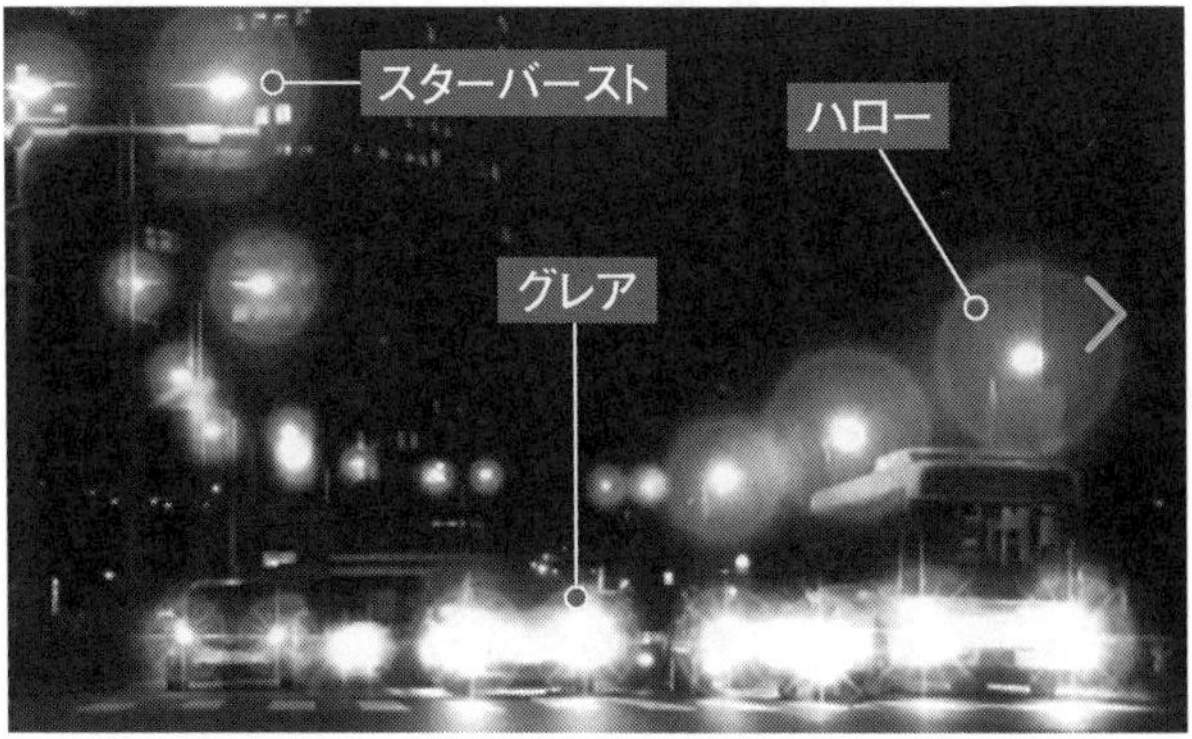

常光視症〟で〝ハロー・グレア〟が代表的です。

グレアは光がぎらつくこと、ハローは光の周りに輪がかかったように見えることを指します。ハロー・グレア以外にも光の線が見える〝スターバースト〟を感じる人もいます。これらは多焦点眼内レンズを入れた人が夜間、まぶしい光を見たときに起こることが多い現象ですが、まれに、日中や室内でも光が異常に眩しく、ぎらつきを感じてしまう方もいます。

多焦点眼内レンズの場合、複数の焦点を作るために、眼内レンズの表面に同心円状に溝が彫ってあります。その溝に、外部からの光が当たると乱反射するため起こるとされています。

ただし、レンズの改良で以前に比べるとこれらを感じにくいレンズが増えていますし、感じ方には個人差があり、最初のうちは気になっていたが生活しているうちに慣れたというケースも多く、必要以上に心配はしなくてもよいかと思います。

なお、多焦点眼内レンズのなかでは加入度数（ピントを近くに合わせるための度数）が強いほど出やすいといわれています。また、後述する高機能単焦点眼内レンズと呼ばれる焦点の幅のある単焦点眼内レンズでも、種類によって出やすいものがあることが分かっています。

多焦点眼内レンズは大柄な欧米人に合った仕様

基本的に、多焦点眼内レンズは国内で承認されているものでも、海外メーカー、海外製造のものが主流です。そのため、どちらかといえば欧米人の体格に合わせた仕様になっています。例えば3焦点眼内レンズの場合、遠方は5m、中間は50～70㎝、近方は35～40㎝でピントが合う設計のものがスタンダードになっていますが、小柄な日本人にとっては、近方がもうちょっと近くだったらいいのにと感じる人も多いように感じます。

試しにスマホや文庫本をいつものように持ってみてください。35㎝よりも近い距離になる人が大半ではないかと思います。

これは体格の差のほかにも、文字の読み取りの難易度も関係しているのではといわれています。アルファベットに比べると漢字のほうが画数が多いこともあり、近付いて見ないと判別しにくいためです。

そこで、多焦点眼内レンズでもどちらかといえば近方をよく見たい人は遠方の見え方を少し落とし、その分近方の焦点を例えば25～30㎝といったように手前へずらすという方法もあります。こうすると遠方の視力は多少落ちますが、それで生活に不便がないのであれば遠方が落ちる分、近くがよく見えるようになって快適になるはずです。

これは度数の決定時に調整ができます。細かい調整をせずに、スタンダードな眼内レンズの使い方しかしない医師もいるかもしれませんが眼内レンズにも眼鏡やコンタクトレンズのように度数がありますので、見たい距離にぴったり合った眼内レンズを選んでもらうとよいでしょう。

現行で最多、「5焦点」の眼内レンズは見えやすい？

多焦点眼内レンズはここ数年で開発が著しく、かつては2焦点のみだったのが、今では5焦点の眼内レンズも登場しています。

5焦点の場合、3焦点よりも近くが見えるのではと思うかもしれませんが、構造上はそうではなく、従来ある3焦点の近方と中間の間、中間と遠方の間に1つずつ焦点が増え、遠方から近方まで連続してよく見えるようになっています。多焦点眼内レンズの弱点といわれていたコントラスト感度の低下があまりなく、どの距離もはっきり見えやすいことや、瞳孔の動きを配慮して外からの光を分配する設計で見えやすさを追求しています。

ただ、現時点で国内認可品ではなく、希望する場合は海外から医療機関が直輸入することになるので高額なのが難点なのと、理論上は見えやすいとされていますがまだ世界的に使用実績が少ないこと、度数を決める際に必要な検査値が若干信頼性が低いことなどが課題といわれています。

新製品であっても、ハロー・グレアに代表されるようなデメリットがないとはいえませんし、またその感じ方も人それぞれです。新製品だから見え方がいいはず、とは必ずしもいえないので、冷静に自分のライフスタイルに合ったものかどうかを検討すべきです。

選択肢を与えない眼科医は避けるべし

多焦点眼内レンズは、焦点数の多さからいえば高性能で世界的にも単焦点眼内レンズよりはシェア拡大が狙えるので、メーカー間の開発や販売競争が活発です。

しかし、高性能だから誰にでも合うとは言えないのです。

例えば、一日の大半をパソコン作業している方やほとんど家にいる高齢者の方など、ものを見る場所が決まっているような人は、多焦点眼内レンズを入れると見える距離が複数あるというメリットよりも、ハロー・グレアで光のにじみやまぶしさが出ることや、はっきり見える度合が落ちてしまうというデメリットのほうが多くなってしまうかもしれません。

多焦点眼内レンズは高性能だから良かろう、ではなく、自分のライフスタイルに合っているかどうかとその副症状を許容できるかを決め手にすべきです。

逆に、なかにはデメリットを理由に、単焦点眼内レンズしか使わない医師もいるようです。

これはこれで問題もあるのではと思います。

実際、比較的若い50～60代の患者からは、単焦点眼内レンズを入れると焦点が1カ所にしか合わないことでかえって手術前よりも不便になったという声も聞いたことがあります。

多焦点眼内レンズにしろ、単焦点眼内レンズにしろ、もし一方的にこれ、と決まった眼内レンズの提案しかしない医師だったら、ほかの医院にも意見を求めてもよいかもしれません。

「どの距離をいちばんよく見たいか」をはっきりさせておくことが大事

眼内レンズ選びの難しさは、眼鏡やコンタクトレンズのように事前に試すことができず、手術をしてみないと実際の見え方が分からないことにあります。だからこそ、手術前によく医師とコミュニケーションをとることが大切です。ポイントはできるだけ具体的にです。そもそも医師が考える遠く、中間、近く、と患者が考えている遠く、中間、近くは、おのおのイメージしている距離が合っていないことがしばしばあります。

例えば2mは皆さんにとって遠くか近くかどちらになりますか？　歩数でいえば大人の

４歩程度で、ものに例えると自転車1台分くらいです。手が届くほど近くではないけれど遠いというほどでもない、微妙な距離かもしれません。

眼科領域では、２mは遠い距離とみなされます。完全な遠方は５mより先になりますが、この遠方を見えるようにするには正視といって近視の値をなるべくゼロに近くする必要がありますが、２mの距離にピントを合わせるなら近視の度数としてはマイナス０・５Dという値に合わせる必要があり、ほとんど遠方ということになります。

しかし日常生活のなかで、２mは近い距離と認識している人もいます。そのため単に遠くを見たい、近くを見たいだけのあいまいなやりとりで眼内レンズを選んでしまうと、入れてしまってから希望と違った、よく見えない、とトラブルのもとになる恐れがあります。

また、近くに関しても一口に近くを見たいといっても、手元で細かい作業をするのと、パソコンを見るのとではっきり見たい距離は違ってきます。同じパソコンでもデスクトップよりはノートパソコンのほうが距離は近くなります。

術後の生活に最も適した眼内レンズ選びとピントの位置を決めていくには、術前に、普段何をよく見るのか、何をクリアに見たいのかをできるだけ具体的に医師に伝えることが大

見たいものの距離の目安

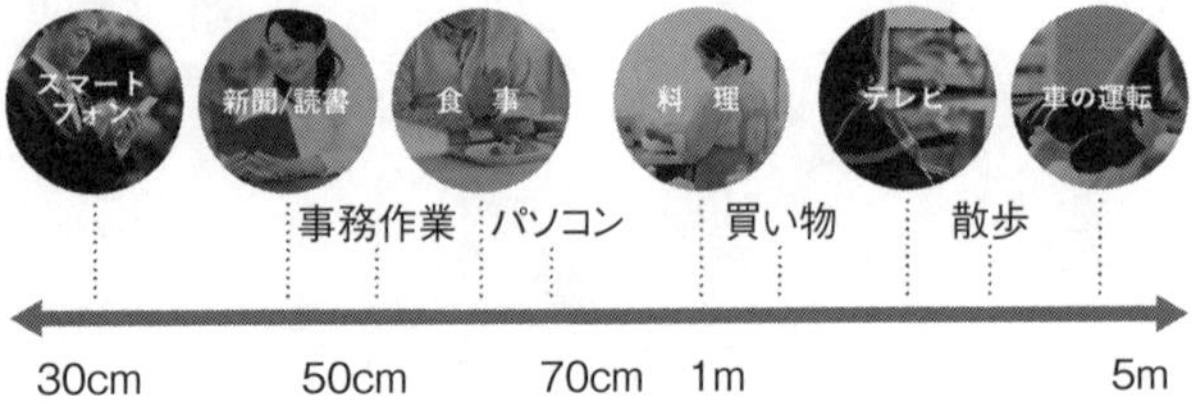

切です。車の運転を眼鏡なしでしたいとか、読書をしたいなど、生活でいちばん時間をかけていたり重視していたりすることを説明できるようにしておくとよいです。また、家でテレビを見たいといっても、画面のサイズやテレビまでの距離は家庭によってさまざまなので、具体的に何メートルかをはっきりさせておくと眼内レンズの選び間違いを避けられます。せめて1mを境とし、それより遠くを見たいのか、それともデスクワークで多い30㎝くらいの距離を見たいのか、くらいは決めておくと、その後の眼内レンズの絞り込みがスムーズにいくと思います。

医師と患者とで共通認識がとれていないために起こり得るトラブルはほかにもあります。眼は本来、遠くにピントが合っているのが自然な姿とされています。そのため、せっかく眼内レンズを入れるなら、近視を解消したほうが良いと思っている医師も実は少なくありません。

つまり、ピントが1つしかない単焦点眼内レンズを選ぶ際に、遠くが見えているほうが便利と遠くにピントの合った眼内レンズを勧められることがあります。

しかし患者のなかには、仕事や生活スタイルによって、近くがよく見えているほうが合っている人も当然います。その人の生活に合わせてピントを決めたほうが便利になるのは明白です。それがかえって不便な見え方になってしまい困っている、という相談が私のクリニックにも寄せられてきます。

そうならないためにも、やはり自分はどこを見たいのかはっきりさせて、遠くや近くの具体的な距離を提示することが重要ですし、もし受診先の医師が自分の意向を聞いてくれない場合は他の医院でも意見を聞くほうが賢明かもしれません。

若い年代と相性の良い「高機能単焦点眼内レンズ」とは

ここ数年の間に、単焦点眼内レンズに分類されるものの多焦点に近い機能を持つ眼内レンズがいくつか登場しています。公的保険が適用されるので、患者にとっては費用面でも魅力的といえます。

単焦点眼内レンズは、焦点＝ピントの合う距離が1カ所のレンズで、遠くにピントを合う眼内レンズを入れると、手元はピントが合わず、眼鏡をかけないとよく見えません。今まではこのような単純な単焦点レンズのみでしたが、最近は、単焦点レンズに括られるレンズのなかに、通常の単焦点レンズに比べ焦点の幅ができる構造をした〝高機能単焦点眼内レンズ〟が登場してきました。高機能単焦点レンズという言葉は一般的ではないかもしれませんが、通常の単焦点レンズとは構造も機能も異なるので、私はこう呼んでもよいのではと思っています。この高機能単焦点レンズでは、遠方にピントを合わせてもやや離れた手元、距離で言うと50～60㎝程のある程度の近方まで見ることも可能で、日常生活に不便が出にくくできるのが特徴です。イメージとしては、〝軽い老眼〟のような見え方で、遠くが見えている人で老眼が始まると、手元が少し見えにくいと感じる頃の見え方に似ていると考えるとよいかと思います。

特に、50代から60代前半にかけてまだ調節力の残っている眼では、単焦点レンズを使うと、急に老眼が進んだ感覚になってしまい、違和感が強く出てしまうことがあります。ま

単焦点眼内レンズの見える範囲のイメージ

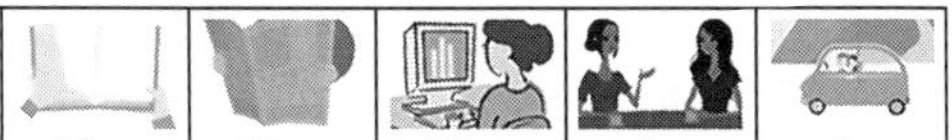

見える範囲のイメージ	30cm	50cm	70cm	1m	5m
単焦点IOL（遠方に焦点を合わせた場合）					
単焦点IOL（近方に焦点を合わせた場合）					
高機能単焦点IOL（遠方に焦点を合わせた場合）					

た、若い世代では高齢者に比べ、見たい距離の範囲も広く、通常の単焦点レンズでは不便に感じやすいこともあります。このような面から比較的若い年齢の患者にはとても適したレンズだと感じています。

現在、国内ではこのような高機能単焦点レンズには低加入度数分節型レンズと高次非球面レンズの2種類が使えますが、保険内で通常の単焦点レンズより焦点が広いというよい面ばかりかというと、実際はそうではなく、低加入度数分節型レンズではより多焦点レンズに近い性格があり、コントラストの低下やハローグレア、ゴースト症状というものがブレて見えるような見え方を感じることが時々あります。高次非球面レンズは、焦点の幅は狭めでより単焦点レンズに近くコントラストの低下や異常光視症はないとされていますが、通常の単焦点レンズよりは若干複雑な構造をしていますので、何かしらの異常として感じる可能性はなくはないかと思います。もちろん、こういったレンズを使ったすべての人に副症状が出る訳ではなく、むしろ出ない人の方がずっと多く焦点が広くなるプラス面も大きいと感じますが、このようなマイナス面を理解したうえでレンズを選ぶことが重要です。

遠方から近方まで眼鏡を使わないことがいちばんの希望であれば、多焦点レンズが第一の選択肢になりますが、保険の範囲でなるべく眼鏡を使わないで見たい、多焦点レンズの副症状は避けたいという考えであれば、高機能単焦点レンズを使うことを考えるべきかと思います。

今後、このような単焦点レンズの開発も進むと思われ、さらにレンズの選択肢が増えることを期待しています。

左右違う種類の眼内レンズでもいい

何年も前に片眼だけ手術し、今回改めてもう片眼を、といったように、長期間、左右の手術の間があくケースもあります。

　この場合、「左右とも同じタイプの眼内レンズを入れないといけないのか?」と聞かれることもよくあります。具体的には昔、単焦点眼内レンズを入れたのだけど、もう片方には多焦点眼内レンズを入れても大丈夫かといった問い合わせです。

　通常、左右の見え方が同じほうがバランスは取りやすく、左右のレンズの種類は同じほうが無難です。しかし、必ず同じ種類のレンズでないといけないこともありません。もともと、手術する前の眼の状態でも近視や乱視の左右差がある場合もありますし、若い時に片眼の白内障が進行して手術で単焦点レンズを入れた場合は、まさに片眼が単焦点、もう片眼が多焦点状態ですが、このような場合でも違和感を抱く方はあまりいません。つまり、ある程度の差であれば、通常は左右でカバーし合うことができるのです。

　以前、単焦点レンズを入れていて今回、もう片眼の手術を受ける場合、手術している眼の見え方で不自由がなければ、今回も単焦点レンズを入れればよいと思いますし、もし、見え方に不便さを感じているならば、多焦点レンズを使うことで不便さを解消することも十分可能かと思います。さらに、今回の多焦点の見え方のほうがよいと感じて、前に手術をした眼も多焦点にしたいと思えば、後述するレンズの入れ換えやアドオンレンズで多焦点にすることも可能です。

左右同じピントでないといけないか?

レンズの種類同様、ピントの位置についても「左右同じでないといけないのか?」という質問をよく受けます。これも同じほうがバランスはよくなりますが、必ずしも同じ位置にしなければいけないものではありません。先ほども述べましたが、もともとの見え方も多少の左右差はあるもので、通常、左右が補って見ることで問題ありませんし、むしろ、左右がまったく同じ人のほうが珍しいくらいだと思います。

白内障の手術の眼内レンズ度数の選択は、術前のデータから計算してレンズを選びます。あくまで計算による予測なので、左右同じ狙いにしても、術後にぴったり同じになるとは限りません。あまりその差が大きくなってしまうと、左右差による違和感を抱いて困ってしまうこともありますが、0・5D前後の軽度の差であれば、あまり違和感は出ず、逆に左右の差があることで両眼で見た時の焦点の幅が広くなることでより見やすく感じることもあります。このように左右であえて差をつけてより広範囲を見えるようにするのが〝モノビジョン法〟という方法です。通常のモノビジョン法は、片眼を遠方、もう片方を近方に合わせ、もともと左右で大きな差がある場合はよいのですが、そうでない場合、左右差による違和感が出てしまうこともあるので、慎重に考えるべきです。しかし、軽い左右差をつける〝マイクロモノビジョン法〟は違和感が少なくとてもよい方法だと思います。私は、両眼の手術の場合、できるだけ左右は別に行っていますが、それは、手術した眼の見え方を確認し、必要があれば、このマイクロモノビジョン法でもう片方の眼で多少の差をつけてトータルで満足の得られる見え方を実現したいと考えているからです。

ちなみに、私のクリニックでは術後にレンズのカードを患者に渡していて、そこにレンズ名と度数が記載されています。時々、「両眼とも遠くに合わせたのに、左右の度数が異なるのですか?」と言われることがありますが、レンズの度数はその眼その眼に合わせて選ぶ必要があるため、左右同じピントを狙うとしても、レンズの度数は左右で必ずしも同じになる訳ではありません。眼鏡でも同じ見え方にするのに、必ずしも左右で同じ度数にならないのと一緒です。

乱視がないと思っていたのに乱視用レンズ？

単焦点レンズでも多焦点レンズでも乱視を矯正する機能がついた眼内レンズもあり、〝トーリック眼内レンズ〟と呼ばれています。

乱視は眼のレンズがきれいな球体でなくゆがみがあることにより、光が1点に像を結ばない状態です。誰でも多少の乱視はありますし、まったくゼロにする必要はありませんが、白内障の手術をしても乱視が残ってしまうと、すっきりした見え方にならない場合があります。

眼のレンズの役割を果たすのは角膜と水晶体ですので、そのどちらか、もしくは両方にゆがみがあることが乱視の原因になります。角膜のカーブは年齢で極端には変わりませんが、水晶体のほうは白内障が進むと乱視が強くなることがあり、若い時は乱視を感じていなかったのに、高齢になって乱視を感じるようになったのであれば、水晶体による乱視が強くなった可能性があります。では、乱視の見えにくさを感じている人はみんなトーリックレンズを使う必要があるのかというと、そんなことはありません。白内障の手術では濁った水晶体を取り除いてしまいますので、水晶体由来の乱視のみの場合は、単に水晶体を取り除くだけで乱視もよくなってしまうので、トーリックレンズを使う必要はありません。たまに角膜の乱視と水晶体の乱視の軸がちょうど逆方向のため、うまく打ち消しあっている人もいますが、この場合、自分では乱視のブレる見え方はないものの、白内障の手術で水晶体を取り除くと、角膜の乱視が残るので、トーリックレンズが必要になります。白内障の手術を受けた方で自分としては乱視はないと思っていたのに、トーリックレンズを使いますと医師から言われた方はこのパターンかもしれません。

若干、分かりにくい話ですが、トーリックレンズを使うかどうかのポイントは角膜乱視があるかどうかということを覚えておくとよいと思います。

乱視はすべてが悪い訳ではなく、軽度の乱視であれば焦点深度を深くする効果があると言われています。ただ、やはり１Ｄ以上の乱視が残ると、見え方のシャープさが欠けるデメリットのほうが強くなるので、私は角膜乱視が強い人にはなるべくトーリックレンズを使い、１Ｄ以上の乱視を残さないような手術を心掛けています。ただ、残念ながら必ずしも思ったように乱視が減ってくれないケースも存在します。それは、角膜は前面と後面からレンズ効果を出していますが、その後面の測定評価が難しいこと、実際の手術では眼に

乱視のない眼 網膜上の一点に焦点を結ぶ。

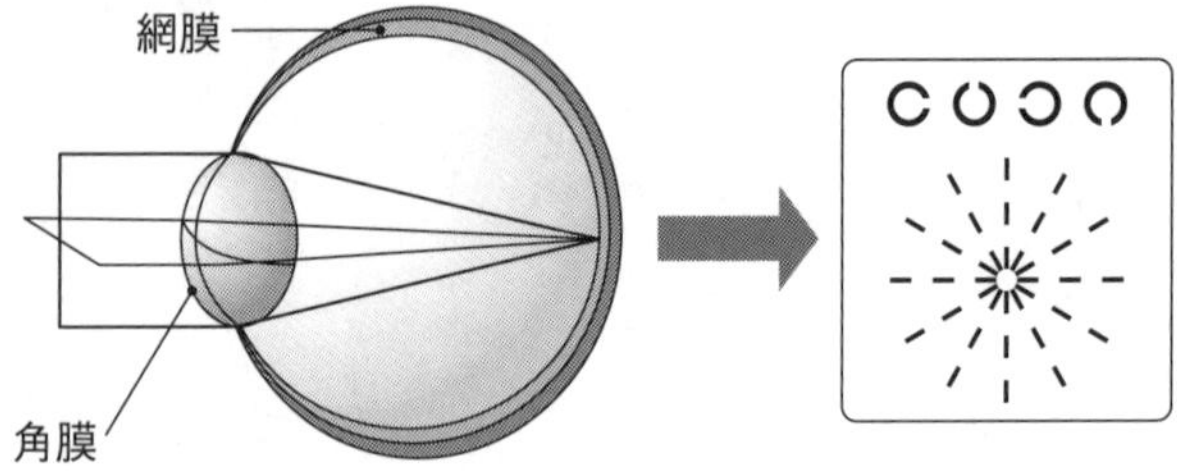

乱視の眼 一点で焦点を結ばない。

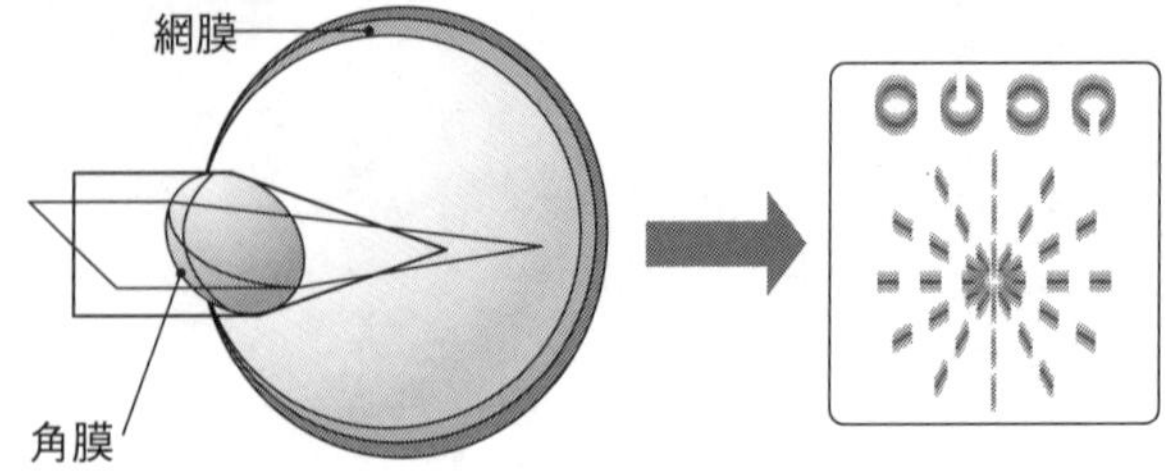

切開を入れると角膜の乱視が変化すること（惹起乱視）、トーリックレンズは角膜乱視の向きに合わせてレンズの軸を合わせる必要があり、1度ずれると3％の効果が減少するとされていますが、この軸がずれる可能性があることと、いくつか不確定な要素があることが原因です。私の医院では角膜の後面まで測ることのできる機器で検査を行ない、手術時はデジタルで手

術野にトーリック軸を表示するCALLISTO eyeという器械を使い、できるだけ乱視の影響の残らない手術を行っております。

私の手術では現在、約20％前後の人にトーリックレンズを使っています。１Ｄ以上の乱視がある人の割合はやはり約20％といわれていますので、妥当な数字と思っていますが、この割合は他の施設に比べると高い値だと思います。トーリックレンズの使用は思ったより少ないという現状があります。それは先に述べたように、トーリックレンズを使っても必ずしも、乱視が改善しない場合があり、効果が不十分ないし不確定であれば使うことはないと考える医師もいると思います。また、多焦点レンズでの手術を考えている方は手術の費用が乱視の矯正が必要かどうか（トーリックレンズかどうか）で差があることを知っているのではと思いますが、多焦点にしても単焦点にしてもトーリックレンズのほうがレンズの仕入れ値が高いので、手術費用が保険で一律で決まっている単焦点レンズではコスト面からトーリックレンズは使いにくいという考えもあるのかもしれません。そして、乱視は残ってても眼鏡やコンタクトレンズで矯正すればよいと考えている医師もいるのではと思われます。いくつかトーリックレンズを使いにくい理由はあるかもしれませんが、より術後のＱＯＶ（見え方の質）が求められる現代では必要なレンズであることは間違いありません。これから手術を受ける方は、乱視の矯正が必要かどうか、必要な場合に矯正してくれるかどうか、手術の前に必ず確認することをお勧めします。

他の眼の病気がある人は単焦点がベター？　多焦点レンズの注意点

多焦点レンズは誰にでも使えるかというと、その答えはＮｏです。いくつか適応基準はありますが、いちばん気をつけないといけないのは、白内障以外に眼の病気があるかどうかです。白内障以外に少しでも他の病気があると多焦点レンズが使えないこともありませんが、進行した緑内障や黄斑変性のように視機能に影響を及ぼす程度のほかの病気があると、せっかく多焦点レンズを入れてもその性能を十分に発揮できないどころか、手術する前よりも見えにくくなってしまう可能性もあります。濁った水晶体を取り除いてきれいなレンズを入れれば、前よりはよくなるだろうと思うかもしれません。もちろん、単焦点レンズであれば、矯正視力として下がることは通常ありませんし、他の病気が軽ければ、そこまで見えにくくなることはあまりありません。でも、視神経や網膜の機能の低下した眼では多焦点レンズを入れると術前よりも見えにくくなることもなくはないのです。単焦点レンズであれば、目に入る光の１００％を使って見ている訳ですが、多焦点レンズは光を遠方、中間、近方と分ける構造になっています。その構造のために多焦点レンズを通る光は、その時点で10％程度光のロスを生じます。そして、すでに90％程になった光を各焦点距離に分配する仕組みになっています。その割合はレンズの種類により異なりますが、例えば、90％の光を遠方に50％、中間、近方に20％ずつといった具合に振り分ける構造だと、単焦点レンズに比べ半分以下の光を使って見る必要があるため、どうしても多少はコントラストが下がった見え方になります。ほかに病気のない元気な眼ではこの程度の光量でも十分、見ることが可能ですが、ほかに病気のある元気のない（機能の弱い）眼では手術の前よりもかえって見えにくく感じるようになってしまうことも十分あり得るのです。また、一見、見た目としては病気のない眼で、検査をしてもはっきりとした異常の出ない眼であっても、機能が弱い眼である場合もまれにあり、多焦点レンズを入れた後に見えにくさを自覚することもあります。このようなコントラストが下がることによる見えにくさは〝waxy vision（ワクシービジョン）〟と言われますが、見えにくさの程度によっては単焦点レンズへの入れ換えが必要になることもあります。

他の病気がある場合に多焦点レンズを使うかどうかは、明らかに悪ければ、判断はそう困りませんが、軽度の病気では、判断が難しい場合もあります。それは、実際の術後の見え方は手術をしてみないと分かりませんし、その見え方の要求度は人によって異なるからです。多焦点レンズは手術費用も高額になりますので、その費用をかけて見えにくくなる心配があるなら最初から単焦点にするほうがよいと思いますし、多焦点レンズが使える可能性もあるならば使ってみたいというのも考え方の一つだと思います。医師の考え方もさまざまで、他の病気が少しでもあれば多焦点レンズは使わないという考えもあると思いますが、私は患者の病状によって、多焦点レンズの性能が活かせるかどうかを判断しつつ、なるべくは患者の希望を尊重したいと思っています。それは、本当は多焦点レンズを入れたかったのに、病気を心配して単焦点レンズを入れて、「もしかすると多焦点レンズも使えたのかな?」と後悔して過ごすよりは、希望するレンズを入れて、それでよければそのまま過ごせばよいと思いますし、うまくいかない場合は、レンズを入れ換えればよく、このほうが悔いのない治療ができるのではと思うからです。

実際に私のクリニックでは、軽度の緑内障や黄斑上膜など他の病気があっても多焦点レンズを使うこともあります。ただ、それは事前に、他の病気があり多焦点レンズで十分に視力が出ない可能性があること、術後すぐは見やすくとも病気の進行によっては見えにくさが表れる可能性があること、見えにくさが強く出る場合には単焦点レンズへ入れ換えないといけないこともあることを説明し、理解と同意を得られた場合に多焦点レンズでの手術を行っています。他の病気があるからという理由だけで多焦点レンズを使わないことも、どんな人にも多焦点レンズを使うことも、どちらも患者の利益にはならないと思います。大事なのは患者一人ひとりの眼の状態を評価し、患者の希望を叶える適切なレンズ選びをすることです。患者としても分からないことは質問し、納得のいく説明を受け、自分にとってのメリットとデメリットをよく考えて自分にとってベストと思える治療を受けることが大切です。

眼軸長と角膜屈折力を正確に測定することが大事

単焦点レンズか多焦点レンズか、単焦点レンズならピントはどこにするかを決めれば、それでレンズの選択が終わった訳ではありません。患者との話し合いで決めるのはここまでですが、実はこの先に、実際のレンズの度数を決める作業があります。

どんなによいレンズでも度数が合っていなければ、その力を発揮することはできません。せっかく素敵な服や靴を買ってもサイズが合わなければ、実用的には役に立たないのと一緒です。眼内レンズは水晶体の屈折力に相当する〝レンズパワー〟という、そのレンズの強さを表す度数が存在します。正常な水晶体の屈折力はおおよそ＋20Dという値で、眼内レンズは光の種類にもよりますが、0・5D刻みで＋5～＋30Dくらいまでのレンズがあり、そのレンズを患者一人ひとりの眼と希望に合った度数を選択して実際の手術の時に眼の中に入れています。この度数を選択する際には眼内レンズ度数計算という非常に重要な過程があります。

この計算に必要で重要な要素が、眼の長さ（眼軸長）と角膜のカーブ（角膜屈折力）になります。眼の長さというのは、正面から見た眼の大きさではなく、角膜の表面から網膜の表面までの直径になります。つまり、外からメジャーで直接測定できるものではなく、光反射を利用した光学式眼軸長測定器という器械で間接的に計測します。光学式なので眼に触れることなく数秒で測定が可能です。ヒトの眼はまん丸ではなく、楕円形で長径（眼軸長）は23・5㎜が標準とされます。この眼軸を1／100㎜まで測定します。ちなみに近視の眼は眼軸が長く、網膜の手前にピントが結ばれるために裸眼では遠方が見えず、近方にピントが合うような見え方になります。

角膜屈折力は、角膜の外から入る光を曲げる力の強さです。眼軸長が標準でも角膜屈折力が強いとピントが前方に結ばれ、やはり近視の眼になります。この角膜屈折力は通常、眼軸長を測定する器械で一緒に測定が可能です。角膜は直径約1㎝、厚みは0・5㎜程度ですが、この角膜をすべて測ってデータを出す訳ではなく、中心から何㎜を何点で計測するか、角膜の表面だけを測定するか、後面まで測定するかでいくつかの機種による違いがあります。私の医院では眼軸測定機器としてはIOL Masterという器械を使っていますが、角膜についてはCASIA2という器械でも測定を行い、近年、重要といわれている角膜後面の乱視も評価し、トーリックレンズの適応や度数選択に役立てています。

角膜の状態はドライアイやコンタクトレンズの使用などの影響を受けやすいため、測定値にバラツキが出る場合は、日を変えて再検査が必要なこともありますし、検査前は数日、コンタクトレンズの装用を中止して検査を受ける必要もあります。コンタクトレンズを控えることは大変かもしれませんし、検査は少ないほうが楽かもしれませんが、このレンズ度数計算に必要な検査はとても大切なので、しっかり医師の指示に従ってください。

通常の白内障であれば、基本的には光学式の検査で眼軸長の測定が問題なく行えますが、進行した白内障の場合、点眼麻酔をして角膜の表面にプローブを当てて超音波式の器械で測定を行わなければならないこともあります。この場合、若干、精度が下がることもありますので、その可能性も頭の片隅に置いておくとよいかもしれません。

近年、眼内レンズ計算は精度が上がって大きな度数のズレ（度数エラー）はかなり減ってきています。これは、今までに述べた光学式眼軸長測定器やCASIA2など検査器械の発達が貢献している部分が大きいですが、もう一つ、眼内レンズ計算の方法＝計算式が進歩したことも大きく寄与しています。以前は〝SRK/T〟という計算式が一般的でしたが、この式は標準的な眼にはよい結果をもたらすものの、角膜のカーブがきつい眼やレーシック治療をしている眼、眼軸が極端に長い眼・短い眼では精度が落ちるとされていました。この弱点を補う、それぞれの眼に強い計算式が開発され、適切な計算式を使うことで、より正確な眼内レンズ計算ができるようになってきました。また、一部の施設では〝術中波面解析装置〟という器械を使用して、手術時に水晶体を取り除いた後、リアルタイムに眼の検査を行い、適切な眼内レンズを選択するという方法も取り入れられています。発想はとてもよい器械ですが、手術時の切開の影響や眼の圧などの影響が出るため、極端に有利という段階ではないようですが、今後の進歩に期待したいところです。

手術で最も大切なレンズ度数の選択は正確な検査と適切な計算式を選ぶことが大切です。

海外直輸入多焦点眼内レンズを検討する際に知っておきたいこと

海外輸入レンズの傾向として、国内レンズよりもコントラスト感度がよいものがあることと度数の製造範囲が広いということが挙げられます。また、国内レンズでは３焦点レンズまでですが、海外レンズでは５焦点レンズも存在します。

例えば軽度の緑内障などで他の眼の病気があり多焦点レンズのコントラストの低下の影響が心配な場合、よりコントラストのよい海外多焦点レンズであれば、その影響を最小限にとどめ、満足のいく見え方を手に入れる確率を高めることもできるかもしれません。また、近視がかなり強いと国内承認レンズでは適切な度数のレンズが存在せず、足りない分をレーシックやアドオンレンズで補わないといけなくなることもありますが、海外レンズでは度数の製造範囲が広いので、適切なレンズが存在する場合もあります。

もし、医師から「あなたに合う多焦点レンズはありません」と言われても、もしかすると、それはその施設で「自分の取り扱っているレンズの中にはありません」という意味であるかもしれません。海外輸入レンズは医療機関が独自に輸入し使用しますので、手間も責任も伴います。そのため、多焦点レンズでの白内障手術を行っていても必ずしも、海外輸入レンズを扱っていない施設もあります。ですので、適切な多焦点レンズがないと言われても、それがどういう意味で使えないのか確認し、もし、海外輸入レンズであれば、多焦点レンズが使えそうならば、選択肢として考えた方がよいと思います。

ただ、海外輸入レンズを使う際に注意しておきたい点もあります。海外輸入レンズは検査データをもとに発注し数カ月かけて取り寄せる、いわば一点もののレンズです。国内承認レンズであれば院内に在庫を置くことができたり、いくつか度数を用意しておくなど融通が利くので、手術直前に度数を変えたり、左右でレンズ度数を微調整することもできますが、海外レンズではそれが難しいため、いかに正確なデータで適切なレンズを発注できるかが成否のカギを握っていると言っても過言ではありません。

また、通常の白内障手術であれば、キャンセルしても費用は発生しませんが、海外レンズは発注の時点で費用が生じるため、手術をキャンセルすると、基本的にキャンセル料がかかります。それから、レンズの種類にもよりますが、発注してからレンズが届くまで2、3カ月程度かかることが多く、もし海外輸入レンズでの手術を考えている場合は、余裕を持って手術の申し込みをするとよいかもしれません。

海外輸入レンズの手術費用は全額自己負担の自費治療で高額になりますし、いくつかの制限はありますが、このレンズが望ましい人もいますので、メリットとデメリットをよく考えて判断してもらいたいと思います。

安易な「両眼同日手術」は要注意

このように慎重に慎重を重ねて検査を行い、レンズを選び、手術を受けても、術後の見え方が「思っていたのと違う」ということはどうしても起こり得ます。それは、術後の見え方はあくまでレンズの計算と予測で行うので計算のずれやイメージとの違いが生じてしまう可能性はゼロではないからです。このよくない事態のダメージを最小限にするためには、左右の眼を同じ日に手術する〝両眼同日手術〟を避けるべきです。

白内障の手術は片眼10分ほどの短時間で終わり安全性の高い手術ですので、両方の眼を同じ日に手術しても負担は多くはありませんし、合併症のリスクが上がることもありません。むしろ、高齢の方や仕事が忙しい人では一度で終えられて通院回数も減るというメリットもありますし、近視が強く片眼ずつの手術では術後の眼鏡がかけにくいという方には両眼同日手術の方が向いている面もあります。しかし、両眼同日手術の最大の弱点は、一度の手術で見え方が決まってしまうことです。片眼ずつの手術であれば、術後にその見え方を実際に感じてからもう片方の眼の手術を受けることができます。最初に手術した眼の見え方がよければ、そのまま同じようにもう片方の眼の手術をすればよいですし、最初の眼の見え方で、例えば、「遠方はよく見えるけれど、近くが思ったより見えない」と感じれば、次の手術でレンズのピントを少し近めに調整し、両眼で見てより理想的な見え方にすることも可能です。

両眼同日手術でも問題ないことが多いと思いますが、現実問題として私のクリニックに他院での白内障術後の不具合でレンズ交換を希望して来院される患者の中には両眼同日の手術を受けた人も少なからずいます。そして、片眼のレンズ交換をするだけでも不快症状の改善を得られることも多く、もし片眼ずつ手術をして、左右で調整してあげたら、レンズ交換をしなくても済んだかもしれないと思わざるを得ない事実もあります。

そのため、私は特別な事情がなければ、必ず片眼ずつ、1日でも空けて手術をするようにしています。手術した眼の見え方を確認し、患者の感覚を聞き、もう片眼を予定通りの度数で手術するか、度数を調整するかを考えます。度数を調整する際には、眼鏡を使ったシミュレーションをすることで、その調整した見え方を疑似体験することもでき、度数を調整したほうがよいかどうか、調整するならどの程度がよいかの参考になります。ある程度落ちついた見え方を確認するには1週間後の手術が望ましいと感じていますが、もし、患者側の感じ方としてまだ分からないと感じれば、たとえ、次の手術の予定が決まっていても、延期することも必要かと思います。

このように左右で度数を確認、調整する方法は手間がかかり、両眼同日のほうがずっと効率がよいですが、手術は効率よりも患者に満足な見え方を手にしてもらうことが何より大事なので、患者にもどのような手術の受け方がベストかはよく考えて手術を受けてもらいたいと思います。

説明に不安や疑問のある人はセカンドオピニオンを

私のクリニックのホームページや、症例紹介などをしている私のブログを見て白内障手術に関するお問い合わせをいただくことがあります。なかでも年々増えているのが眼内レンズに関する相談で、「他院で手術を受ける予定だが、こちらの情報を見て自分が説明を受けていない眼内レンズに興味をもった。その医院で取り扱いがあるのかどうかは分からないが、詳しい話を聞きたい」といった内容が目立ってきています。

がんをはじめほかの病気ではセカンドオピニオンが普及しつつありますが、白内障手術ももし、不安や疑問があるようなら他院の意見を聞くことも患者に有益だと考えます。特に眼内レンズは医療機関によって扱っている種類がまちまちなので、一つの医院の話だけがすべてではなく、客観的な判断がしにくかったりすることもあると思います。

私のクリニックにも、高機能単焦点眼内レンズを入れたいと思っているが、手術予定の医院では取り扱いがなく、自分にも適応があるのかどうか意見をもらえないかと相談にきた患者がいました。診察や検査をしたところ、その方は近視がとても強いために、今ある高機能単焦点眼内レンズには合う度数のものがないのと、眼底に軽症ながら黄斑変性が見られ、多焦点眼内レンズも適応しにくいと判断し、単焦点眼内レンズが最も合いやすいのでは、と話をしました。その患者は高機能単焦点眼内レンズが合わないと知り少し落胆した様子でしたが、意見を聞けて良かったと満足して帰りました。

私のクリニックでは特にセカンドオピニオン外来を標ぼうはしていませんが、相談目的での受診も受け付けておりますし、一般論ではなく、必要な診察や検査をしてその人の眼の状態を踏まえたうえでの意見を伝えています。こちらに転院を勧めるスタンスではなく、むしろきちんと主治医のところに戻り、こちらの意見を共有してより良い治療になるよう話し合ってもらいたいと思っています。不安に思うことは主治医に遠慮なく話し解消するのがいちばんですが、ほかの視点からの意見を聞きたい場合はセカンドオピニオンを勧めます。

白内障手術は「やり直し」ができる！

「白内障手術は一生に一度だけ」と世間ではよく言われます。これは「白内障手術は一度受ければよく、眼内レンズも一生もの」という意味と「一度入れた眼内レンズは、取り換えることはできない」という意味があるかと思います。

白内障に限らず、どんな病気でも一度の手術でうまくいくことに越したことはありませんが、手術に絶対はありません。それは、10分程度の短時間で終わり安全性がとても高い白内障の手術でもそうです。もちろん、100%を目指しますし、うまくいくようにとできる限りの努力をしていますが、それでも絶対がないのが医療だと思っています。後嚢破損やチン小帯断裂などの手術操作に伴う合併症もある頻度で起こりますが、手術の後に問題になりやすいのは、「思ったような見え方でない」という術後の見え方の不具合です。これは私が手術した患者からも訴えがあることもありますし、他の医院で手術を受けた患者から受ける相談で最も多いことです。

私は術前に、「一度の白内障手術で思った通りの見え方にならないことはどうしても起こり得る」と説明するようにしています。そして、「どうしても見え方が思ったようでない場合はレンズの入れ換えも可能」とも話しています。もちろん、最初から思ったようにならないことを前提にしている訳ではありませんし、思ったような見え方の人のほうがずっと多いですが、十分な検査を行い、十分な話し合いのもと、最適と思われるレンズを選択し、手術を問題なく行ったとしても、切開創の状態やレンズの収まり具合、レンズの見え方のイメージなど、排除し切れない不確定要素があり、それが「思ったような見え方でない」結果を引き起こしてしまう可能性は決してゼロではありません。左右で調整することでその不具合を最小限にとどめるために、片眼ずつの手術を推奨していますが、それでも不具合が解消できない場合、決して安易な気持ちではありませんが、レンズの入れ換えをすることは当然、必要なことだと思っています。

〈手術そのものがうまくいっても術後に見えにくい主な原因〉

・他の眼の病気が影響している
・眼内レンズの度数が合っていない（ピントの問題）

・多焦点眼内レンズの場合、レンズの副症状の影響（コントラスト低下、異常光視症）

白内障の手術自体が問題なく終わっていても、ほかに病気があれば、残念ながら見え方の改善が乏しい場合や、全く改善しない場合もあります。事前に分かることもあれば、白内障の濁りが強いと術前に病気が分からないこともあります。これに関しては、他の病気の治療の適応があれば、追加で治療を行うしかありません。

一方、手術自体はうまくいき、他の病気もないのに見えにくいのは眼内レンズが原因になる不具合のケースがほとんどだと思います。

・単焦点レンズで近くに合わせたけれど、思った以上に遠くが見えない（またはその逆）
・多焦点レンズを入れたがなんとなく見えにくい
・夜の光が散乱して見える、日中もチカチカする

といった訴えが多いですが、言葉で分かっていたとしても、実際の見え方は術後に確認

するしかない以上、このような不満はゼロにはならないと思いますし、白内障手術を受ける年齢が若年化している状況や高齢者でも生活の多様化により、見え方の質を求められ、こうした声は今後増加していく可能性があります。

にもかかわらず、「白内障手術は一生に一度（しか受けられない）」という言葉が一人歩きし、白内障術後の不具合に対する対応＝リカバリー手術の必要性があまり認識されていないのが実情ではないかと感じています。私が開業する前に所属していた大学病院では年間２０００件ほどの白内障手術が行われていましたが、眼内レンズの入れ換えをした患者は記憶にありません。他院で白内障手術を受け、私のところでのレンズ交換を希望する患者は、前の医師から「レンズ交換なんて危険な手術はすべきではない」「手術して1カ月なら入れ換えできるが、もうできません」「眼鏡かコンタクトレンズを使えばよいでしょう」などと言われ、困り果てて相談に来ます。「自分が手術した患者のレンズ交換はするけれど他で手術した患者の入れ換えはしない」と言われたという患者もいました。手術を受けて、その見え方に困っているならできることはしたいと思いますし、その時に、最初の手術を自分がしたかどうかはまったく関係のないことだと思います。自分が手術した患者だろうが、そうでなかろうが困っていることに変わりはありません。そう思うからこそ、私は白内障の手術のリカバリー手術を行っています。

リカバリー手術には3つの方法がある

術後のレンズに起因する見えにくさを改善する方法には①眼内レンズ交換、②アドオンレンズ、③レーシックの3つが挙げられます。このうち、私のクリニックで行っているのは①と②です。

眼内レンズ交換は文字通り、眼の中に入れられた眼内レンズを取り出し、新たなレンズに入れ換える方法です。レンズに問題があるのであれば、レンズを交換することが最も根本的でシンプルな治療になります。ただ、眼内レンズは水晶体嚢と癒着を起こしますので、術後時間が長期経過していると取り出しが困難なこともあります。

アドオンレンズは今、入っている眼内レンズはそのままに、もう一枚新たなレンズを追加することで、度数を変えたり、単焦点レンズを多焦点化することができます。このレンズは通常の眼内レンズとは構造が異なり、虹彩と眼内レンズの間にうまく収まるようにできています。

レーシックはエキシマレーザーで角膜の実質を削り、屈折を変える手術です。専用のレーザー装置が必要なため、私の医院では行うことができません。

どんな人が眼内レンズ交換の適応になるのか？

レンズの種類や度数が原因で術後に思ったような見え方でなかった人が、その見え方を変えたい時に適応になります。術後に「予定のピントがずれてしまった」、「遠くは見えるけれど、思った以上に近くが見えない」、「なんとなくかすんではっきり見えない」、「夜の光がにじんだり輪が見えてつらい」などの不快症状が眼の中に入っている眼内レンズに原因があると考えられる場合、レンズを交換することが最も根本的でシンプルな治療になります。

眼内レンズ交換を行うパターンは主に次の４つに分けられます。

A．眼内レンズ度数計算がズレてしまった（度数エラー）

B．単焦点レンズでピントを遠方に合わせたが、思った以上に近くが見えにくく、やっ

ぱり近方を見えるようにしたい（または、その逆）

C．単焦点レンズを入れたがやっぱり遠くも近くも裸眼で見たい

D．多焦点レンズを入れたら、なんとなく見えにくい、夜の光の見え方がおかしい

A、Bはピントの位置を変えることが目的で、今、入っているレンズの種類は変えず、度数のみを調整することになります。事前に眼鏡でシミュレーションができるので、変えた後の見え方を確認しておくことも大切です。

Cは単焦点レンズから多焦点レンズに入れ換えることになりますが、コントラスト感度の低下やハローグレアといった多焦点レンズの副症状を理解したうえで治療を受ける必要があります。

Dはレンズの種類を多焦点から単焦点へ変えることになり焦点の幅は狭くなることは覚悟しなければなりません。

眼内レンズ交換では、レンズの入っている水晶体の袋（水晶体嚢）からレンズを取り出

し、新たなレンズをまた水晶体嚢の中に入れる手術が基本になります。しかし、眼内レンズは術後、時間の経過とともに水晶体嚢と癒着を起こし、レンズの取り出しが難しくなります。無理な操作をして水晶体嚢やチン小帯を傷つけてしまうと、目的のレンズを入れることができなくなってしまい、より悪い状況を起こしてしまうこともあります。これが「眼内レンズ交換は難しい」と言われる所以です。

ここで大切なのは、必ずしも「眼内レンズ交換が唯一の治療ではない」場合もあることです。Ａ、Ｂのパターンでは度数を変えればよいので、アドオンレンズやレーシックでも目的を達成できますし、Ｃのパターンも多焦点アドオンレンズで目的が果たせます。唯一、レンズを取り出さないと解決できないのがＤのパターンになります。眼内レンズの癒着が強くてうまく水晶体嚢から取り出せないと、水晶体嚢ごとレンズを取り出すことになり、そうなると、新たなレンズを入れる袋が残っていないため、レンズの支えを眼の壁（強膜）に固定する〝強膜内固定〟という手術を行う必要があります。少し大きな手術になりますが、どうしても多焦点レンズの不快症状がつらいなら、単純なレンズ交換ができなくとも、強膜内固定によるレンズ交換を考えてもよいかもしれません。

眼内レンズ交換は術後1カ月以内でないとできない？

白内障手術で入れた眼内レンズは時間の経過とともに眼の中の組織（水晶体嚢）と癒着を起こすというのは事実です。他の医院で手術を受け、術後の不具合で眼内レンズ交換の相談に来る患者は「手術を受けて1カ月以内でないとレンズ交換ができないと言われた」と焦っているケースがとても多いです。手術してすぐでないと眼内レンズ交換はできないのか？　その答えはＮｏです。むしろ、私の場合は術後1カ月以内に眼内レンズ交換を行うことはとてもまれです。その理由は、まず〝思ったような見え方でない〟場合でも時間の経過で少しずつ見やすくなってくることもあるからです。術直後は嫌な見え方でも1カ月、2カ月と慣れるに従い意外と大丈夫と感じることもあり、改善が見込める場合は待つことも大切です。しかし、1～2カ月待ってもまったく改善の兆しが見られなければ、あまり長い時間待つことは苦痛でしかなく、入れ換えに踏み切るべきだと思います。そのため、術直後にレンズ交換の相談に来る患者の手術時期は術後3カ月前後になることが多いです。この時期に手術する理由はほかにもあり、癒着は多少ありますがまだあまり強くないことと、術直後の水晶体嚢は非常に柔らかく、ちょっとした刺激で破れてしまうのですが、時間が経つと水晶体嚢は硬く丈夫になるので、水晶体嚢を傷つけずにレンズ交換の操作を安全にしやすいと感じているからです。こういった理由から、私はこの時期がレンズ交換のベストな時期と考えています。もちろん、この時期以外にもレンズ交換の手術を行うことはあり、度数エラーでは待っても改善することは考えにくいので、術直後に入れ換えを行うこともありますし、1年以上経っても問題なく入れ換えができています。ただ、癒着の程度は実際に手術をしてみないと分からない部分もありますので、私は術前に「癒着がどうしても強い場合は、無理をせずいったん撤退します」という説明を行ってから手術をしています。今までそのようなことは一度もないのですが、眼内レンズ交換が唯一の治療でない場合もありますし、今以上に悪くしてしまうことは避けなければならないという考えから無理をしないことが大切だと考えています。

眼内レンズ交換は〝危険な手術〟か？

私のクリニックには白内障の手術を受けた医院に眼内レンズの入れ換えを相談したとこ

ろ、「非常に怖く危険な手術だ」と言われたという患者が多いです。一度は諦めかけたものの、私がネット上で公開している眼内レンズ交換の情報をたどり、一縷の望みをかけて相談に来たというのが経緯です。リカバリー手術が広まらないのは、眼内レンズ交換は危険な手術という認識が眼科医の間に多かれ少なかれ存在するからだと思います。少し前に私のところに来た患者も大きな病院で眼内レンズ交換は危険だと断られたそうですが、実際に手術を行うと、まったく問題なくレンズ交換ができました。

多くの眼科医が眼内レンズ交換が危険な手術と考えるのは、レンズの癒着と合併症が理由だと思われます。レンズの癒着に関しては、今までも述べた通り、時間が経っていても剝がすことは十分可能です。癒着はレンズの支えの部分（支持部）と水晶体嚢で強く起こりやすいのですが、これが外せない場合は、レンズ部分と支持部を切断して取り出すこともあります。ただ、この方法は新たにトーリックレンズを入れる場合は適さないので注意が必要です。そして、癒着がどうしても強い場合は無理せず撤退するという選択肢をもつことも大切な考えだと思っています。

合併症について挙げるとすれば、角膜の細胞が減ってしまい角膜が濁ってしまう水疱性角膜症、レンズを入れる水晶体嚢の破損、水晶体嚢を支えるチン小帯の断裂、細菌が眼の中で増殖する眼内炎が主なものだと思います。確かにこれらは起こり得る合併症ではありますが、通常の白内障でも起こる合併症ですし、眼内レンズ交換で高頻度に起こることではまったくありません。何より眼内レンズ交換では、これらが起こらないように手術することが大切だと思っています。

眼内レンズ交換の難しいところは？

眼内レンズ交換は危険な手術ではないと思っていますが、決して〝簡単な〟手術ではありません。私が考える難しさは、単にその手術手技ではなく、レンズの入れ換えをしてよい結果＝「思ったような見え方」を得られるかどうかです。もちろん、最初の手術の見え方をもとに新たなレンズを入れる訳ですから、改善が得られるケースが多いですが、必ずしもそうなるとは限りません。そもそも、最初の手術でもこれがベストなレンズと思って決めたにもかかわらず、思ったような見え方でないのですから、次のレンズでも思ったような見え方でない可能性もなくはないのです。実際、私がレンズ交換の手術をした患者のなかには2回入れ換えをした人やいちばん多い人で3回入れ換えをした人もいます。事前にシミュレーションを十分行うことや新たに入れるレンズの特徴をよくイメージすることが大切ですし、新たに入れるレンズの度数も改めて検査を行なったうえに、前回の結果を踏まえて慎重に吟味します。このように決めたレンズでも希望の見え方を100％保証できるものでないのは、眼内レンズ交換ではどうしても多少は眼の組織に負担がかかる手術だからです。レンズを外す際にチン小帯に負担がかかると、レンズの前後方向のズレにより度数計算に影響が出たり、レンズを取り出す創口に負担がかかれば予想外の乱視を生じることもあり、結果的に予定の見え方とズレが生じる可能性があります。もちろん、なるべく眼に負担のない手術を心掛けていますが、このリスクはつきまとうので、レンズを換えることのメリットと天秤にかけ、手術を受けるかどうかを決めてほしいと思います。

眼内レンズ交換手術の実際

眼内レンズ交換は、レンズを水晶体嚢から外す↓レンズを眼の外に取り出す↓新たなレンズを入れるという3つのプロセスで行います。

1．眼内レンズの水晶体嚢からの剥離

麻酔は局所麻酔で行います。薬剤や器具を入れるために、まず角膜の縁に1㎜の大きさの切開創（サイドポート）を2カ所作ります。粘弾性物質（ＯＶＤ）というゼリー状の薬剤を使いレンズを水晶体嚢から剥がします。通常は先の丸い鈍針でこの操作を行いますが、レンズの癒着が強い場合は、先の尖った鋭針でＯＶＤを強制的に注入することで癒着を剥がせることが多いです。レンズの支え部分（支持部）の癒着が外せない場合は、本体部分（光学部）と切断し光学部のみ取り出すこともあります。

2．眼内レンズの摘出

癒着を剥離したレンズは眼の前のスペース（前房）に引き上げ、レンズを取り出すために約2・5㎜の切開創を作ります。レンズの光学部は通常6㎜なので、レンズを半分に切断し、ここから摘出します。摘出方法には、レンズを切らずにインジェクターという器具で折り畳んで取り出す方法や特殊なセッシでそのまま取り出す方法もあります。切開創を大きくすればよいと思うかもしれませんが、大きな切開創は余計な乱視の原因

になってしまいますので、なるべく小さな切開創にしています。ただし、20年ほど前に主流だったPMMAという素材のレンズは硬くて切断も折り畳みもできないので、ある程度大きな切開が必要になります。

3．新たなレンズの挿入

水晶体嚢の中に新しいレンズを入れて、眼の中を洗浄、創口を閉じて手術は終了となります。通常の白内障手術ではレンズ挿入は難しくはありませんが、眼内レンズ交換では水晶体嚢が硬くなっているので、特に長方形のプレート型の眼内レンズは入れるのに難渋することもあります。また、水晶体嚢の癒着でレンズ固定の位置が制限される場合、トーリックレンズがうまく使えないこともあり、どのレンズを使うか術中判断を強いられることもあります。

癒着があっても眼内レンズ交換は可能

この手術で最も時間がかかるのは、眼内レンズを水晶体嚢から外すプロセスです。癒着が少なくすぐ眼内レンズを外せれば、手術時間は10分程度で、通常の白内障手術とさほど変わりません。手術のあっけなさに患者から「もう手術が終わったのですか？　本当にレンズを入れ換えてくれたのですか？」と聞かれたこともあります。しかし癒着が強くなかなか剥がせないと、30分程度かかることもあります。

多くの眼科医はこの癒着を怖がり、手術をしたがらないのですが、決して癒着があるからできないということではありません。眼内レンズがすべて癒着を起こしている訳でもありません。

癒着が強いと手術時間は長くかかりますが、決して手術ができないというものではありません。「1カ月以内でないと入れ換えができない」とセットで「当院ではレンズ交換を行っていません」と言われる患者もいるようですが、タイムリミットがあると思い込んでレンズ交換をしてくれる医師を探すという作業に心身ともに疲れてしまう可哀想なケースも少なくないように感じます。レンズ交換をしない医師は、レンズ交換をしてくれる医師を紹介してほしいと思いますし、せめて、患者に寄り添ったフォローをしてもらいたいと思います。

ＹＡＧレーザーを受けたあとでも、諦めないで

　眼内レンズが入っている水晶体嚢の後ろの部分である後嚢は、術後に白内障の細胞が増殖し濁りを生じて後発白内障という状態になることがあります。この濁りには手術ではなく、ＹＡＧというレーザーで後嚢の濁りを切り取る〝後嚢切開〟という治療が行われます。この後嚢切開が行われた後の眼内レンズ交換は、とても難しくなります。その理由は、後嚢が破れていると、後嚢の強度が下がるため、レンズの取り出しや新たなレンズの挿入の際に、後嚢の切開部が拡がってしまい、水晶体嚢の中にレンズを入れることが非常に困難になってしまうからです。また、後嚢の後方にある〝硝子体〟というゲル状の組織が、その切開部を通して前のほうに出てきてしまい、この硝子体を切除する処置が必要になることもあります。このようにＹＡＧレーザー後のレンズ交換はとても厄介です。しかし、後嚢の状態と入れるレンズの種類によってはできなくもないのです。

　私が経験したケースでは、後嚢の切開部が小さければうまく水晶体嚢の中にレンズを入れられたこともありますし、単純な単焦点レンズに入れ換えるなら3ピースレンズを使

い、嚢外固定で入れ換えを行ったこともあります。ただし、嚢外固定の場合は多焦点レンズやトーリックレンズは基本的に適応になりません。このように条件付きにはなりますが、ＹＡＧレーザー後でもレンズ交換が行えるケースもあります。

術後の見え方がよくない場合、後発白内障が原因?と考えることもありますが、レンズに問題がある可能性もあるなら、安易にＹＡＧレーザーを行うのではなく、できれば、レンズ交換を先に行うことを考えるべきだと思っています。もし、ＹＡＧレーザーを先にすることになったとしても、最初から大きく後嚢を切開するのは避け、小さめに丸く切開を作ることで、仮にその後、眼内レンズ交換が必要になっても嚢内固定を十分狙える手術が行える確率が上がります。もちろん、小さな後嚢切開で症状の改善が見られれば、その後、追加で後嚢の切開を拡げることはなんら問題はありません。

術後の見え方の不具合を医師に訴えてレンズ交換のことはまったく触れられずに「後発白内障のせいかもしれないのでＹＡＧレーザーをしましょう」と言われ、自分としては眼内レンズに問題があるのではと感じているならば、「後嚢はなるべく小さく丸く切開してください」とお願いすることも必要かと思います。

ＹＡＧレーザー後のレンズ交換はなおさら、「無理です」と言われてしまうと思いますが、私のクリニックでは数件ですが実施していますので、もし他院で手遅れと言われても諦めないでほしいと思います。

アドオンレンズ　眼内レンズの〝重ね着〟で改善させる方法

多焦点眼内レンズは、１９９０年代に国内に導入され、徐々に増加し最近はごく一般的なレンズの一つになってきています。以前の眼内レンズ選択は単焦点レンズしか選びようがなく、ピントが合わない距離に関しては眼鏡をかけるのが当たり前でした。そんな時代に白内障の手術を受け、10～20年ほど経ってから、やっぱり今のピントの位置そのものや、ピントの合う距離が1カ所なのは不便と感じるケースもあります。そんな時に、すでに眼の中に入っている眼内レンズはそのままに、新たにもう一枚追加するためのレンズが〝アドオンレンズ〟です。このアドオンレンズには単焦点レンズと多焦点レンズがあり（乱視用のトーリックレンズもあります）、単に眼の度数を変える、つまりピントの位置を変えるために使うこともできますし、単焦点の眼内レンズに多焦点アドオンレンズを加えることで遠近を裸眼で見えるようにすることも可能です。まさに今入っている眼内レンズにアドオンレンズを〝重ね着〟するようなイメージです。

手術の方法は、点眼麻酔の後に角膜に約2㎜の切開創を作り、虹彩と眼内レンズの間にアドオンレンズを挿入します。位置を調整した後に、眼の中を洗浄し、創を閉じて終了です。手術時間は5分程度で白内障手術よりも若干短いくらいです。

アドオンレンズはただレンズを入れるだけですので、より安全で負担の少ない手術です。眼内レンズ交換が困難な場合にはよい治療の選択肢ですし、その他のケースでも、国内承認多焦点レンズで適切な度数がない時に度数の追加で使う場合や、通常の白内障手術で度数エラーが起こってしまった場合の修正も適応になります。より安全で負担なくレンズの度数や種類を変えたい場合にはよい方法です。癒着も起こりにくいので、不具合が生じた際には容易に取り出すこともでき、後戻りできることも長所です。ただ、もともと遠視が強い、眼軸の短い人ではアドオンレンズを入れるスペースが狭く適応外になってしまうことがあります。また、アドオンレンズによる治療は保険適応外の自由診療になります。

角膜をレーザーで削り度数調整

角膜をレーザーで削り近視を矯正する手術がレーシックですが、この技術は白内障手術後の度数調整にも応用されます。レーシックはコンピュータ制御で角膜にレーザーを照射し、近視や遠視、乱視を消すことが可能で、いちばんのメリットは正確に度数調整を行えることです。ですので、ごく軽度の近視や乱視が残ってしまい、それを矯正したい時にはいちばん向いている方法です。ただ、角膜を削ることでコントラストの低下やハローグレアの出現、ドライアイなどが副症状として現れることがあります。

レーシックも保険適応外の自由診療になり、実際の詳しい治療方法や費用は医療機関によって異なります。

［第5章］

アフターフォローが適切にできる医師を選べば自分の目で人生100年時代を謳歌できる

「人生１００年時代」。生活の変化に合わせて理想の見え方も変わる

日本人の平均寿命は毎年のように更新され続け、今や人生１００年時代といわれるまでになりました。白内障が発症し始める50代以降のいわゆる中高年世代は、私の子どもの頃と比べても、見た目も行動もぐんと若々しくなっている印象があります。

50代は人生のほんの折り返し地点に過ぎずまだまだ若く60代では約半数、70～74歳で3割以上が働いています。10年前と比べ、60代以上の就業率は10％以上大幅に増加しており、60代を過ぎても「定年退職後は家にいて静かに暮らす」といったような余生のイメージは過去のものです。

白内障手術を受けるタイミングはさまざまですが、50代で受ければまだ30～40年以上もその見え方で過ごすことになります。これがよいと思って選んだ眼内レンズもその時はよくても、もしかすると、何年、何十年経って見え方のニーズが変わると合わなくなってしまうかもしれません。若い時は遠くが見えたほうが便利と選んだ遠方に合わせたピントが高齢になると、もっと近くが見えたほうがよかったと感じることもあるかもしれません

し、経済的な余裕がなくて単焦点眼内レンズを入れたけれど、やっぱり不便で余裕ができて遠くも近くも裸眼で見えるようにしたいと思うかもしれません。

また、今は健康な眼であっても加齢とともに新たな眼の病気が出ないとも限りません。病気とは言えなくとも、自然な加齢変化で眼の状態が変わることも当然あります。

もちろん、手術後の見え方で一生不自由なく過ごせる人もたくさんいると思いますし、先を見据えた眼内レンズ選びも重要だと思います。しかし、長い人生では何が起こるか分かりません。「白内障の手術をすればその後一生、見えやすいままで」というのは人生１００年時代においては必ずではないと私は考えます。

手術だけでなく、その先まで診てくれるホームドクターを

このように考えると、医師も患者も白内障手術に対し「白内障を取って眼内レンズを入れてしまえばおしまい」という姿勢でいてはいけないことが分かってきます。

眼内レンズそのものはまず劣化することはありませんが、手術当時にはなかったほかの眼の病気が発症し不具合が生じることも考えられます。

それをできるだけ早期に見つけて必要な対策をとることが、良い見え方を一生にわたり維持する重要なポイントとなります。白内障手術をしたら終わりではなく、その後も長く経過を見る「アフターフォロー」が手術そのものと同じくらい重要であることを、医師も患者も認識してほしいと思います。

アフターフォローがきちんと受けられるかどうかは、必ずしも医療機関の規模とはリンクしません。他の医院で手術を受けた後の不具合で私のクリニックに来る患者からは「手術してくれた先生と外来の担当医が違うから話がうまく伝わらない」という声をよく耳にします。「担当医に相談しても『私が手術した訳ではないから分からない』と言われた」と嘆いていた患者もいました。眼科の分野では手術だけ非常勤の医師が行う施設も少なくはなく、執刀医の外来診療がないこともあります。もちろん、その場合でも外来医と執刀医の連携が十分に取られる体制を整えている施設が多いです。実際、私も他の医院でも手術を担当していますが、その医院の院長やスタッフとは密に連絡を取るようにしていますし、外来も担当し手術前の状態や術後の経過はなるべく自分の眼でも診るようにしています。しかし、さまざまな事情からこのような体制が取られていない施設もあるようで、そのために術後に患者が困るケースもゼロではないと思われます。

大学病院で白内障手術を受ける方もいると思いますが、大学病院も一長一短があります。多くの医師が在籍しますから、相談しながら正しい治療を行いやすい環境にあります。しかし、大学に所属する医師の多くは異動がありますので、ずっと同じ医師に診てもらうことは難しいですし、そもそも大学病院はその役割上、手術を終えたら近くの医院で術後のフォローを受けることが一般的です。つまり、大学病院にはホームドクターの役割を期待するのは難しい側面があります。また、私も約6年大学病院に勤務していましたが、手術を覚えたのもこの大学病院での研修です。このように大学病院は研修機関としての役割もあり、施設にもよりますが、経験の浅い医師が手術を執刀するケースもあり、最初から上手に手術ができるものでもありませんので、術中にトラブルを起こしてしまうこともあります。もちろんそのような時でも通常は指導医が責任を持って対応しますので、経過は問題ないことがほとんどですが、手術の時間が長くなってしまったり、視力の回復に時間を要してしまったり、申し訳ないことでしたが、患者に心配をかけたことは私の経験上、一度や二度ではありませんでした。大学病院での経験、勉強が今の自分の眼科医としての基本になっていますので、その経験を積ませてもらえた感謝の気持ちを少しでも還元したいと思い、私は開業地を研修した大学病院の近くに選んだという経緯もあります。話が逸れましたが、大学病院もよい面とそうでない面をよく理解して手術を受ける必要があると思います。

私のクリニックでは、診察も手術も私一人で行っています。経営面を考えればほかに外来の医師を入れて複数人体制にし、自分はもっと手術に専念したりしたほうが効率が良いのかもしれません。しかし、そのような効率よりも、患者一人ひとりを自分の眼で診察し、自分の耳で話を聞き、患者と一緒に最適な治療を考え、責任を持ってその治療を行うことが、私にとって大切な医療であり、やりたい医療なのです。そして、責任をもった治療とは、単に手術をうまく行うことだけでなく、もしうまくいかなかった時、何か問題が生じた時に、きちんと対応することだと考えています。

手術件数実績がすべてではない

かかりつけ医から白内障手術の実績が多いクリニックへ紹介された患者が、手術を保留して私のクリニックへセカンドオピニオンにきたことがあります。話を聞くと、そのクリニックで一方的に両眼同日手術を告げられ、疑問を感じたとのことでした。

もちろん手術件数実績が多いことは、多くの患者が訪れる証であり、よい医院の目安の一つではあると思います。しかし、本当に大切なのは、その内容であり、実際にどのような医療が受けられるかだと思います。数は多くとも単純な白内障の手術ばかりであれば、眼瞼下垂や黄斑上膜などのほかの眼疾患があると、総合的な治療が受けられないケースや術後の不具合には対応してくれない施設もあるかもしれません。また、先ほどの患者の例のように手術件数を稼ぐために、両眼を同時に手術する効率を重視した医院もあるように思います。もちろん、それがすべてよくない訳ではないですし、医師も問題がない認識で手術を行なっているのだと思いますが、必ずしもよい治療ではないと私は感じています。

私はホームページ上に日々の手術件数を公開しています。それは、これだけ多く手術していますということではなく、手術件数が大事な基準と考える患者も一定数いると感じているからです。私の件数が多いかどうかは別として、それで安心してもらえればよいことですし、そうでなければ他の医院での手術を検討してもらえればよいと思っています。しかし、本当に大事なのは、その数だけではなく、数の中身であったり、実際にどのような手術を行なっているかだと思います。

手術時間は短い方がよい？

手術時間についても短さをアピールしている医院も多いかと思います。手術は眼に対して侵襲を生じますので、確かに時間が短いに越したことはありません。しかし、どれだけ短い時間でできるかというゲームでは決してありません。白内障の手術は一般的に10分程度の手術といわれ、私もそのように言っていますが、実際の手術は5～6分で終わることが多いです。急げばもっと短い時間で終わらせることも十分可能ですが、それはあまり意味のないことで、1分を削るために急いで操作をすることで眼に負担がかかってしまったり、合併症の発生率が上がるのであれば、害でしかないと思っています。むしろ、進行した白内障などの難症例ではより慎重な操作が求められ、結果的に時間がかかることもあります。大切なのは何分で終わらせられるかではなく、どれだけ正確で負担の少ない手術ができ、術後のよい見え方が得られるかです。

私は手術の動画もＹｏｕＴｕｂｅ上に公開していますが、これも手術時間が短いということをアピールするためではなく、実際にどのような手術が行われるのかを知って安心して手術を受けてほしいからです。手術時間はいたずらに長いよりは短いほうがよいですが、単に短ければ短いほどよいというものではなく、大切なのは適切な時間でどれだけきれいな手術ができているかだと考えています。

白内障だけでなく、患者の眼を総合的に診てくれる医療機関を

外から見れば同じ眼科医でも今は専門化、細分化が進んでおり、皆、多かれ少なかれ得意分野もあればそれほど得意でもない分野もあります。手術一つとっても、白内障手術は経験豊富でも硝子体手術や眼瞼下垂手術は行っていない、もしくは経験が乏しいということもあります。

自分では白内障かと思って受診しても、別の眼疾患が原因で見えにくくなっているケースもあります。

これまでのまとめとして、私が考える「後悔のない白内障手術を受けるための、信頼できる医院選びのポイント」を整理すると次のようになります。

1．扱っているレンズの種類が豊富

患者一人ひとりに合ったレンズやピントの位置を選ぶためにも、候補は多いほうが良いといえます。単焦点眼内レンズはピントの合う距離を決めさえすればすんなり選べることがほとんどなので、種類はそうなくても不満は少ないと思いますが、多焦点眼内レンズはメーカーにより特徴があるので複数メーカーの取り扱いがあることが望ましいです。

また比較的若い世代では、単焦点眼内レンズでも通常の単焦点よりは焦点の幅が広く作られている〝高機能単焦点眼内レンズ〟がより適応になり、このようなレンズの取り扱いがあるかも医院選びの一つの目安と考えます。

そして、乱視がある人の場合は、乱視矯正眼内レンズも扱っていることも必須条件です。検査の結果、乱視矯正眼内レンズを使わなくてよい場合もありますが、本来使うべきなのにレンズの取り扱いがないと手術後に眼鏡やコンタクトレンズで乱視矯正しないとピントが合いにくいということも起こり得ます。

そして、これらのレンズの特性を熟知するとともに、患者にレンズの特徴、メリット、デメリットをうまく説明できる医師であることも大切な条件です。単に計算通りのレンズを選んでもうまくいかないケースもありますし、レンズのスペックだけでなく、どのようにレンズを選べば患者の希望の見え方を叶えることができるかを的確に考えてくれる医師に手術を任せるべきです。手術を受ける前に分からないことや不安があれば遠慮なく質問し、解決してから手術を受けるべきですが、もし、その時に納得のいく回答が得られない場合、他の医師にセカンドオピニオンを求めることは、手術が終わってから「思ったような見え方でなかった」と感じないようにするためにも必要なことと私は思います。

2. 知識豊富な視能訓練士が在籍している

視能訓練士は、眼の検査や弱視の訓練を行う国家資格をもつ専門職です。見え方について熟知しているので、白内障でいえば術前のレンズ選びの際に専門的な立場からその人に合ったレンズ選択をアドバイスしたり、手術後に見え方を改善するための眼鏡やコンタクトレンズの作製を行ったりします。

実は今のところ、視能訓練士でないと行えない業務はそれほど多くありません。そのため医院によっては視能訓練士でない検査員がこれらの業務を担っているところもあります。資格がなくても熟達した検査員はいるかと思いますが、やはり国家資格をもっている検査員のほうが、専門性が高いといえます。

私のクリニックにも常勤の視能訓練士が数人在籍しており、眼内レンズを決めるために必要なさまざまな眼の検査を行ったり、患者の話をよく聞いてレンズ選びのアドバイスをしたりしていますし、検査の専門職の立場から私に意見や助言をしてくれることもあります。よい白内障手術を受けるには適切な眼内レンズ選びが必要でそのためには正確な検査を行う視能訓練士の存在もとても重要だと感じています。

3．硝子体手術ができる

白内障の手術を気軽に受けたつもりなのに、思わぬ合併症でその他の手術が必要になることもあり得ます。医師に落ち度がなくとも、眼の特性や状況によって合併症が起こる可能性はゼロではないのが手術です。白内障の手術中や術後に起こる合併症で、その医院で対応できないと困ってしまうのが硝子体手術です。

手術中に後嚢破損やチン小帯断裂という状況が起きてしまうと、白内障の濁りが眼の奥に落ち込んでしまう〝水晶体落下〟という合併症を起こしてしまうことがあります。その時に硝子体手術ができないと、いったん、手術は終了し、その後の治療の続きを他の施設に依頼しなければならなくなってしまいます。もちろん、その後の治療が適切になされれば、経過は変わりませんが、急に他の医院へ行くことになり、「これからどうなってしまうのだろうか？」と不安な思いを抱えねばならないことと思います。それよりは、「何か合併症が起こった時にも、私がこの医院で対応します」と言ってもらえたほうが安心して手術を受けられるのではと考えます。

もし私が白内障手術を受けることになったとしたら、白内障手術が得意なだけでなく硝子体手術が上手な医師にお願いしたいと思います。

4．リカバリーができる、もしできない場合は可能な施設を紹介してくれる医院

大切なポイントの一つが「術後のアフターフォローができる医師」です。これは単に術後の診察をするだけでなく、患者が術後の不具合を訴えてきた時に、適切なリカバリー策を考え、確かな技術をもって実行できてこそ、「アフターフォロー」になると考えます。

特に、術後の見え方の不具合に対するリカバリーに対応している医療機関は少ないかもしれませんが、眼内レンズ交換もできればベストです。術前に眼内レンズの見え方を体験できない以上、「術後に思ったような見え方にならなかった」という問題が生じる可能性はゼロにはなりません。見えにくい原因がレンズに問題がある場合、そのレンズを入れ換えることが最も根本的かつシンプルな解決策と考えるからです。もちろん、裸眼での見え方に不自由があっても、眼鏡等で矯正して困らずに暮らせるのであれば、そのまま過ごすことも決して悪いことではありません。しかし、眼内レンズを交換するこ

とで改善が見込め、患者が希望するのであれば、その気持ちに応えたいと思いますし、手術する者の責任と考えています。もちろん、できることもあればできないこともありますので、もし、リカバリーができない場合は、「私にはできません」で済ますのではなく、患者に寄り添い、対応可能な施設や医師を紹介することも責任だと考えます。

5. 患者の話をよく聞いてくれる医師

最後のポイントは当たり前と思われるかもしれませんが、患者の話をよく聞く医師であることです。どのような生活をしていて、何に困っていて、どのような見え方を希望しているのかといった患者の話を聞くことは手術のタイミングやレンズ選びのとても重要なポイントです。さらに術後にも、見え方はどうか、生活するうえで困っていないかを聞くことは、検査や診察の所見以上に重要な情報です。そして、もし何か不具合があるのであれば、真摯に耳を傾け、適切に対応することがとても重要な条件と考えています。

白内障手術は医師と患者の共同作業

今ではだいぶ少なくなってきましたが、医師と患者の間には上下関係があると思われがちで、なかには治療をしてあげるという態度の医師も残念ながらいるのではと思います。また、患者も医師は偉いと思い込んで遠慮し、気を使う人もいるのではないでしょうか。

医師と患者に上も下もありませんし、医師が偉いということもありません。白内障手術で新しいレンズを入れ、そのレンズと生活をともにするのは患者自身ですから、自分がベストだと思う治療を受けるべきですし、医師も患者の話に謙虚に耳を傾け、希望する見え方に近づける努力をすることが求められると思います。

今までの診療経験を振り返ると、術前にとてもよく話をして、どういう見え方をしたいのか、自分にとって見え方で大切なことなどをたくさん教えてくださる方ほど、良い結果につながることを実感しています。

白内障手術自体は医師が行うものであるとはいえ、どれだけ患者の希望に近づけるかがポイントとなりますので、そのためにはやはり患者と十分にコミュニケーションをとることがとても大切なのです。患者と一緒により良い見え方を目指す「共同作業」といっても過言ではありません。

以前、とある患者が白内障手術を受けようかどうか迷っていると私のクリニックを受診しにきたときのことです。その方はうちに来る前に他の眼科にも行ったそうで、「前の眼科では、急に眼圧が上がる緑内障発作を起こしやすい眼だから白内障手術をしたほうがいいと言われたけれど、まだ見えているし、緑内障なのに白内障手術を受けたほうが良いという意味が分からなくてどうしたらいいか」と私に聞いてきました。

「あなたの眼は眼の中の水が流れ出る隅角という場所が狭くて急に眼圧が上がる心配のある眼なのです。隅角は後ろの水晶体から圧迫を受けてしまうので、白内障の手術で水晶体を取り除き、薄い人工のレンズに換えてあげると、その心配がなくなります。見え方をよくするためではなく、緑内障発作を防ぐために白内障の手術をしたほうがよいと思います」と説明しました。その患者は、「そうだったのですね、やっと分かりました」と笑顔になりました。

前の医師も悪気はなく、自分では伝えたつもりだったのかもしれません。でも患者には伝わっていなかった、すなわち意思疎通ができていなかった訳です。相手に「伝える」ではなく相手に「伝わる」ように話をすることの大切さをつくづく感じました。

患者も、医師相手になると「こんなこと言ったら怒られるかも」と顔色をうかがってしまう人もいるようですが、自分のことをいちばん分かっているのは自分ですので、医師に何でも話せることがより良い結果を得る近道でもあると考えます。

そのうえで、意見もしてくれる医師が望ましいと思っています。

白内障の手術は、今絶対にしないといけないといった緊急性のあるものはよほどの重症例などほんのわずかであり、手術を受けるか受けないかは最終的には患者の判断に委ねられます。

しかし、私は「手術しますか？　決めてください」と一方的に任せるような言い方はしないようにしています。眼科医の専門的知識と経験から、例えば、「あと1年くらいは視力は下がらず困らないでしょう」「この濁り具合だと、まだ手術しない人のほうが多い」

など患者が決断するのに必要な情報を提供するように心掛けていますし、その患者の見え方や生活の様子から、まだ手術の時期は先でよいか、そろそろ手術を考えたほうがよいのか、早めに手術をしなければならないのかを患者一人ひとりに伝えるようにしています。私の意見も参考情報の一つに過ぎませんが、私自身の考えを伝えることも大切なことだと思っています。

少しでも良くなる可能性があるのなら、治療を諦めない

白内障のリカバリー手術は患者の「よく見えるようになりたい」希望を少しでも叶えるための手術ですが、ただ実際には手術をしてみないと、結果が分からない手術でもあります。「手術してもよくならないかもしれない、でも、よくなる可能性があるなら手術を受けてみたい」という患者の声に応えたいと研鑽に励むようになったのは、私が大学病院勤務時代のある患者の経験がきっかけの一つです。

眼科医として駆け出しだった頃、以前、網膜剥離の手術を受けたときに使用された医療材料が経年劣化し、視神経を圧迫して失明しかけているという60代の男性に出会いまし

た。治療はその医療材料を手術で除去するしかないのですが、非常に難しい手術で当時の自分にできる手術ではなく、上司に相談したところ、手術しても必ずしも良くできるとはいえない、手術も危険なのでしないほうがいいという判断でした。

それを本人にお話ししたところ、治療を希望されたため、ほかの大学病院へ紹介することになりました。手術してもうまくいかないかもしれないけれど、うまくいく可能性もあるなら手術を受けたいと思う気持ちは当たり前です。そんな患者の気持ちを自分が叶えることができなかったことがとても悔しく、申し訳なく思いました。手術をしても改善しない、もしくは悪化させてしまう可能性はリスクかもしれません。しかし、患者がそのリスクを理解したうえで治療を希望するならば、医師が治療を引き受けない理由にはならないと思います。もちろん、引き受ける以上はうまくいくようにする勝算が必要ですし、そのためには確かな技術を身に付けなければなりません。よくなる可能性があり、患者が望むのであれば、「リスクが高い」「危険だ」という言い訳は使いたくないので手術技術を磨かねばと努力してきたつもりです。この患者の一件はこのような思いを抱く貴重な経験になりましたが、この話にはまだ続きがあります。

その男性の患者が、私が大学病院を離れ開業して少し経った頃、クリニックを受診してこられたのです。

話を聞けば、紹介先の大学病院で手術を受けたものの残念ながら経過が思わしくなく、結局、失明してしまったとのことでした。そして今回は、もう片方の眼の白内障が進行してきたのでどこを受診しようかと思っていたところ、インターネットで私の名前を見つけたのでこちらに来てくださったそうです。

片眼を失明し残る唯一の眼の手術を受けることは勇気のいることだったと思います。それを私に任せてくれたことはとてもありがたいことです。もちろん、手術は無事に終了し、経過も良好で喜んでもらえてよかったです。この男性に私は眼科医として成長させてもらったと思っているので、その恩返しが少しはできたらいいなと思いました。

今の技術と経験をもって当時に戻れるとしたら、この男性の手術は間違いなく引き受けていました。患者がリスクを十分理解したうえで、手術でよくなる可能性が少しでもあるならば、拒む理由はないからです。手術をしてもしなくともよくない結果のこともあります。その時に、「手術をしたのによくならなかった」と感じる人もいれば、「うまくいかなかったけれどできる限りのことをした」と感じる人もいます。前者の場合、手術をしないほうがよかったのかもしれません。しかし、後者の場合、その後の治療を前向きに考えることができるのではないでしょうか。少なくとも「あの時、手術をしておけばよかった」と悔いが残ることなく生きていけるのではと思います。受けたくない手術を無理に受けることは決してないと思いますが、患者の希望を叶える力になりたいと私は思います。

皆さんもどうか、見え方が良くなることを諦めずに、後悔のない治療を選び取ってほしいと思います。そのためにも「医師任せ」にせず、納得がいくまで話し合うことが大切です。人生１００年時代の長いマラソンを、生きがいややりがいを感じられる自分の理想の見え方で走り切ってほしいと思います。そして、よい見え方から生まれる喜びや楽しみを存分に享受するためにも、「患者と一緒にベストな治療を考える」眼科医院をパートナーに、自分に合った悔いのない白内障手術を受けてもらえることを切に願います。

おわりに

白内障の手術について眼科医が書いた本は世の中にたくさんありますが、その多くは白内障手術のよい面にスポットを当てたものではないでしょうか。しかし、日々、診療をし患者の声に耳を傾けると、嘆きの声も決して少なくはないと感じています。成功体験も大切ですが、うまくいかなかったことから学ぶことは多いのではと思います。そんな患者の声が教えてくれたことを私なりに解釈し、これから白内障の手術を受けようと考えている人、すでに白内障の手術を受けて、その見え方に困っている人に私の経験や考えが少しでも役に立てばという気持ちから本書を著すに至りました。

患者の困りごとに耳を傾け、解決するにはどうしたらよいかを考え、できるだけのことを実行する――これが私のモットーで医師として仕事をするうえで大切にしていることです。これは自分の子どもの頃のある経験が影響しています。

私は走ることが大好きで中学校では陸上部に入り、結構活躍していましたが、怪我をしてしまい、1年間、走れない時期がありました。整形外科のクリニックに通っていたある日、担当の先生に「僕は陸上部なので走れないと困るんです」と言ったところ、「そんなことは関係ないから」と言われました。おそらく、どんな部活に入っていようが、治すものは治すし、治らないものは治らないということなのでしょうが、陸上部の自分にとって走ることは何よりも大事なことでした。それができなくて困っている、つらい、なんとかしてほしいということが伝えたかっただけなのですが、子どもながらに「そんな答え方はおかしい」と感じてしまいました。もちろん、今になってみれば、だからといって何か特別な治療を行えた訳ではなかったのでしょうが、〝声をきちんと聴く〟ことをしてもらえたらもっと前向きな気持ちでいられたのではないかと医師になった今は思います。ちょうどその頃、大好きだった祖父が亡くなり、医師を目指そうと決めました。そして、どんな医師になりたいかと考えた時に、「患者が大切にすることを大切にする医師」になりたいと思いました。

改善の見込みが少なくとも手術したいと願う患者にはその気持ちを叶えたいと思いますし、白内障で入れた眼内レンズが合わないのでリスクがあっても換えられるなら換えてほしいと請われれば、力になりたいと思います。患者がどんな生活をしていて、どんなことが好きで、どう生きたいのか、私にとってはとても重要な情報です。そういうバックグラウンドがあったうえで、どう困っていてつらいのか、そして、その人のために自分は何ができるのか、どうすべきなのかを、一生懸命、考えたいと思っています。治療はうまくいくに越したことはありませんが、必ずしもそうでないのが医療でもあります。患者は当然、後悔する治療はしたいはずもありませんが、私自身も後悔したくありません。そのために、一生懸命考えてベストと思える治療、できる限りのことを行うことが私が唯一できることで、したい医療です。そして今、それができているのは、眼科医として指導をしてくださった先生方、クリニックの診療をサポートしてくれるスタッフの皆様のおかげです。とても感謝しています。

この本には、これから白内障の手術を受ける人には後悔しないための、もう手術を受けた人には諦めないための知識や情報をできるだけ詰め込んでみたつもりです。この本が一人でも多くの患者の光になれば光栄です。

いつまでもよく見える眼で人生を謳歌してください。

なお、本書の制作にあたり多くの人にサポートを頂きました。そして最後まで読んでいただいた皆さんにも感謝します。ありがとうございました。

【用語集】

- **遠視**：入る光が網膜の奥に結像する眼の状態。調節力が十分にあれば遠方も近方もよく見えるが、調節力が落ちてくると近方が見えにくくなりやすく、遠視の度数によっては遠方も見えにくくなり不便な見え方になる。
- **黄斑**：網膜の中心部の視力に非常に重要な部分。
- **眼軸長**：角膜から網膜までの距離で、いわゆる眼の長さ。標準値は23.5mm。眼内レンズの度数計算に重要な要素で、極端に短い眼や長い眼は眼内レンズの計算がずれやすい。
- **矯正視力**：近視、遠視、乱視などの屈折を矯正するレンズを使って得られる視力。
- **強膜内固定**：水晶体嚢が無い眼に対し、レンズの支えを眼の壁に固定して眼内レンズを眼の中に入れる手術。通常、硝子体手術も一緒に行う。
- **近視**：網膜の手前に結像するためにピントが近方に合った眼の状態。
- **後嚢**：水晶体の後ろ側の部分。
- **後嚢破損**：手術時に水晶体嚢の後ろ側の部分（後嚢）が損傷され破けること。
- **後発白内障**：白内障術後に水晶体嚢の後面が濁る状態。誰でも多少起こるが、濁りが強くなった際にはレーザー治療で濁りを取る治療を行う。
- **コントラスト感度**：色の濃淡や輪郭を判別する力。もののはっきり見える度合い。
- **散瞳**：検査や治療のために点眼をして瞳孔を開くこと、または瞳孔が開いている状態。散瞳することで水晶体（術後は眼内レンズ）や眼底を詳しく観察することが可能。瞳孔が開くとピントが合いにくくなり、一時的に見えにくい状態になる。
- **水晶体嚢**：水晶体のいちばん外側の透明な膜。手術時には水晶体嚢の表面を切開し、内部の濁りを取り除き、水晶体嚢は残し、通常、この水晶体嚢の中にレンズを挿入する。
- **前嚢**：水晶体嚢の前面の部分。白内障手術ではこの前嚢を丸く切り取る、とても重要な操作（CCC）がある。
- **前房**：角膜と虹彩の間のスペース。房水という水で満ちている。
- **チン小帯**：水晶体と毛様体筋をつなぐ線維状の組織。手術時にチン小帯が広く損傷される（チン小帯断裂）と眼内レンズを眼の中に入れることが困難になる。
- **トーリックレンズ**：乱視を矯正するレンズ。乱視の角度に合わせてレンズの軸を合わせる必要がある。
- **嚢外固定**：眼内レンズを虹彩と前嚢と間に入れて固定する方法。毛様溝という溝の部分にレンズの脚が固定されるので、“毛様溝固定”ともいわれる。後嚢破損して嚢内固定ができない場合などに必要となる。嚢内固定に比べ、レンズが眼の前方に位置することになるため、嚢内固定のレンズ度数のままでは、ピントが近方に合いやすくなる。レンズの種類は３ピースレンズを使う。
- **嚢内固定**：眼内レンズを水晶体嚢の中に挿入、固定すること。最も標準的で理想的なレンズの固定方法。
- **ハロー・グレア**：暗いなかでの光の周りに輪が見える症状がハロー、光がにじんだりぎらついて眩しく見える症状がグレアで多焦点眼内レンズで表れる副症状。
- **房水**：前房を満たす眼の中の液体。房水の量により眼圧が規定される。
- **モノビジョン法**：レンズで矯正する際に、左右で度数の差をつけて両眼でより広い範囲を見る方法。左右差を軽度つける方法は“マイクロモノビジョン”と呼ばれる。
- **裸眼視力**：眼鏡やコンタクトレンズを使わない状態で測定する視力。
- **１ピース眼内レンズ**：眼内レンズの光学部と支持部が連続した構造のレンズ。現在の白内障手術で主流となっている。
- **３ピース眼内レンズ**：眼内レンズの光学部と支持部が別の素材で組み合わさった構造のレンズ。嚢外固定や強膜内固定では３ピースレンズを使う必要がある。
- **CCC**：白内障手術で水晶体の前面を丸く切り取る操作。このCCC部を通して超音波での水晶体破砕吸引や眼内レンズの挿入を行う。
- **D（ジオプター）**：光を曲げる強さを表す“屈折力”の単位。
- **QOV（quality of vision）**：見え方の質。単に見えればよいということでなく、より見やすく生活しやすい見え方が大切という考え。

山口　大輔（やまぐち　だいすけ）
１９７８年栃木県出身。２００３年山形大学医学部を卒業、２００３年から東京女子医大病院消化器外科、２００８年に昭和大学東病院眼科、２００９年から昭和大学藤が丘病院（昭和大学藤が丘リハビリテーション病院）眼科、２０１５年からは上白根病院眼科に勤務。２０１９年にたまプラーザやまぐち眼科を開業。白内障手術の累計実績は約１万件（２０２２年は約１０００件）。

本書についての
ご意見・ご感想はコチラ

嘆く白内障患者たち

二〇二三年一月三一日　第一刷発行

著　者　山口大輔
発行人　久保田貴幸
発行元　株式会社　幻冬舎メディアコンサルティング
〒一五一-〇〇五一　東京都渋谷区千駄ヶ谷四-九-七
電話　〇三-五四一一-六四四〇（編集）
発売元　株式会社　幻冬舎
〒一五一-〇〇五一　東京都渋谷区千駄ヶ谷四-九-七
電話　〇三-五四一一-六二二二（営業）
印刷・製本　中央精版印刷株式会社
装　丁　鳥屋菜々子
装　画　大石いずみ

検印廃止

Printed in Japan　ISBN 978-4-344-94118-2 C0047
幻冬舎メディアコンサルティングHP　https://www.gentosha-mc.com/